献给北京协和医院九十华诞

纪念刘士豪教授诞辰 110 周年

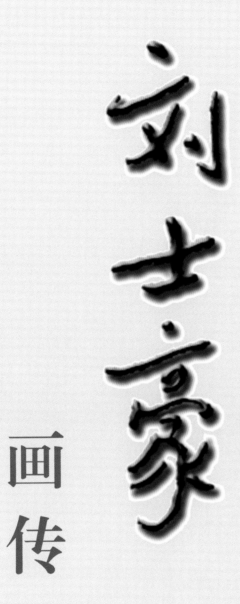

北京协和医院 编著

中国协和医科大学出版社

图书在版编目（CIP）数据

刘士豪画传/北京协和医院编著. —北京：中国协和医科大学出版社，2010.12
ISBN 978 - 7 - 81136 - 460 - 6

Ⅰ. ①刘… Ⅱ. ①北… Ⅲ. ①刘士豪 - 传记 - 画册 Ⅳ. ①R826. 2 - 64

中国版本图书馆 CIP 数据核字（2010）第 226280 号

刘士豪画传

编　　著：北京协和医院
责任编辑：韩　鹏

出版发行：**中国协和医科大学出版社**
（北京东单北大街 69 号　邮编 100005　电话 65260378）
网　　址：www. pumcp. com
经　　销：新华书店总店北京发行所
印　　刷：北京兰星球彩色印刷有限公司

开　　本：889 × 1194 毫米　1/16 开
印　　张：9. 75
字　　数：100 千字
版　　次：2010 年 12 月第一版　　2010 年 12 月第一次印刷
印　　数：1—2000
定　　价：80. 00 元

ISBN 978 - 7 - 81136 - 460 - 6/R · 460

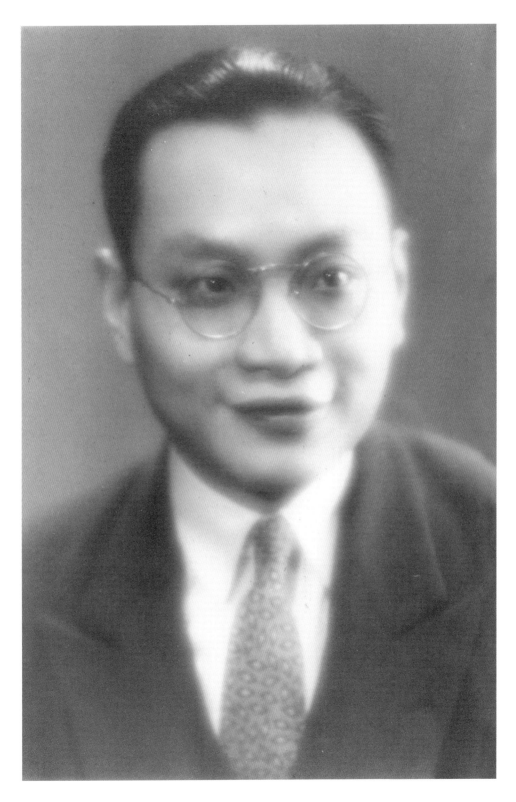

刘士豪教授

《刘士豪画传》编辑委员会

名 誉 主 编：史轶蘩

主　　编：赵玉沛　姜玉新

副 主 编：于晓初　陈 杰　王以朋　柴建军

执 行 主 编：邢小平　蒋澄宇

执行副主编：夏维波　孙 琦　杨敦干　段文利　李乃适

顾　　问（按姓氏笔画排序）：

王　姮　王世真　方文钧　邓洁英　白　耀　伍汉文
向红丁　刘永赓　关炳江　池芝盛　孙梅励　孙懿珍
时钟孚　吴德昌　吴从愿　张之南　陆召麟　陈元方
陈智周　金自孟　周学瀛　孟迅吾　袁申元　倪祖梅
鲁重美　曾正陪　潘长玉　潘华珍　戴为信

编　　委：

郭　静　李乃适　阳洪波　段　炼　王林杰　张大明
曲木诗玮　　赵　晨

秘　　书：李乃适

文 字 执 笔：李乃适

文 字 统 稿：段文利　李乃适　张大明

史铁簧院士为第二届协和临床内分泌代谢论坛
暨纪念刘士豪教授诞辰 110 周年学术论坛的贺信

（代　　序）

刘士豪教授是世纪同龄人，今年是他 110 周年诞辰。他开创了我国的内分泌事业，他提出了第一个由中国人命名的疾病名称——肾性骨营养不良，他又于1958 年创建了我国第一个内分泌学专科——北京协和医院内分泌科。他在内分泌领域的杰出成就让国际医学界对我们刮目相看。他在骨代谢领域的研究成果长期为国际同行所引用，他在垂体和性腺方面的开创性动物研究在当时达到国际领先水平，他在营养代谢的研究和治疗方面被后世奉为先驱，他率先在国内建立了放射免疫法进行激素测定，他编著的《生物化学与临床医学的联系》是基础与临床结合的经典权威著作……他永远是我们学习的榜样。在第二届协和论坛缅怀刘士豪教授学术上的丰功伟绩是一件特别有意义的事。预祝论坛圆满成功！

史铁簧

2009 年 6 月

刘士豪教授生平简介

刘士豪（1900～1974），湖北武昌人，医学家、医学教育家、生物化学家，中国内分泌学开拓者和奠基人。1925年毕业于北京协和医学院，获医学博士学位和文海奖学金。1942年，他和朱宪彝教授于《Science》杂志上著文提出了"肾性骨营养不良"的疾病命名，这是第一个由中国人命名的疾病，迄今仍在沿用。所著《生物化学和临床医学的联系》一书被誉为基础与临床结合的典范。建国后曾任北京协和医学院生物化学系主任兼北京协和医院内科教授，后创建北京协和医院内分泌科并任科主任。曾任北京同仁医院院长。

1900年12月出生于湖北武昌

1913年就读于武昌文华中学

1917年就读于长沙湘雅医学院医预科

1919年转入北京协和医学院预科三年级

1925年毕业于北京协和医学院，获医学博士学位和文海奖学金

1925～1942年历任北京协和医院内科住院医师、主治医师、副教授、教授

1948～1958年任北京协和医院内科教授

1948～1957年兼任北京同仁医院院长

1951～1958年兼任北京协和医学院生物化学系主任

1958～1974年任北京协和医院内分泌科主任

目　　录

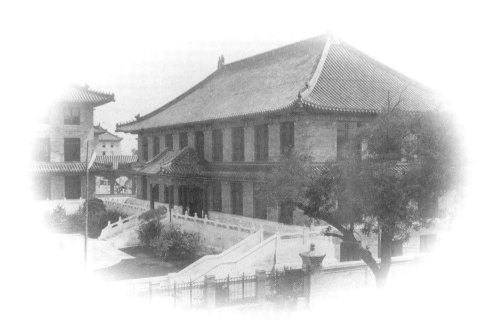

第一章　少年传奇

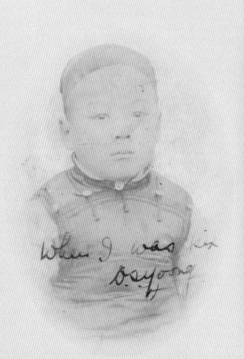

1900 年 12 月 24 日，武昌的传教士们都穿着棉衣，准备庆祝西方传统节日平安夜了。就在这一天，武昌还发生了另一件看起来很不起眼的事：保安门外的八铺街 12 号的刘家大院里，孙氏产下了一个男孩，他就是后来名扬海内外的中国现代医学家和医学教育家——刘士豪。在中国出生于西方的节日；在中国接受西方最先进的现代医学教育；在中国以西方医学科学的思路，做出西方医学界为之瞩目的成就……刘士豪从出生的那一天起，就已经开始了他的传奇。

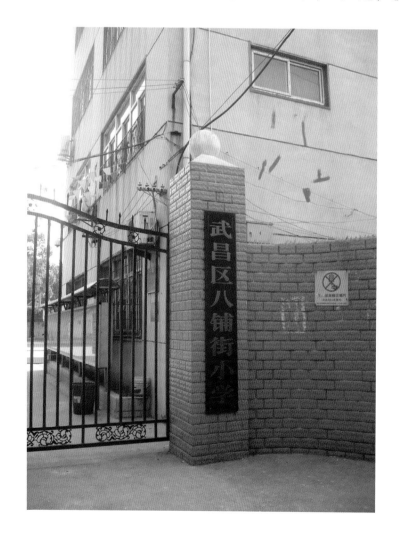

图1-1 刘士豪出生地，现为武昌八铺街小学

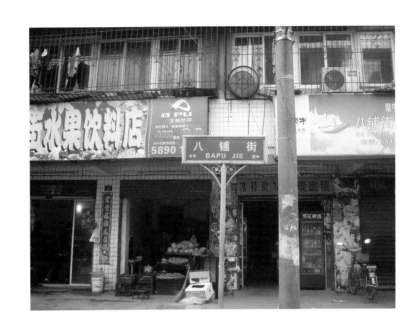

图1-2　八铺街现况

　　刘士豪的父亲刘润轩，是一个经济困难的木材商，刘士豪是这个家庭的第五个儿子，按照家谱应是"明"字辈，刘润轩为他起名为"刘明允"，字"士豪"，号"执中"。

　　刘氏家族原籍江西，经营木材已有数百年历史，在明初"湖广填四川"以后，由于当时的政策要求，举家迁至湖北武昌。兴盛的木材生意维持了很久，但是到了刘润轩这一代，由于鸦片战争后外国资本的入侵，小本经营的木材越来越困难，拮据的生活使得刘润轩不得不将四个儿子一个个都送上了学徒的道路。然而，对于聪明伶俐的幼子，他犹豫了。最终，他选择了变卖房产送刘士豪去私塾读书。这一决定，让武昌少了一个学徒，却让中国的现代医学界多了一个举世闻名的奇才。

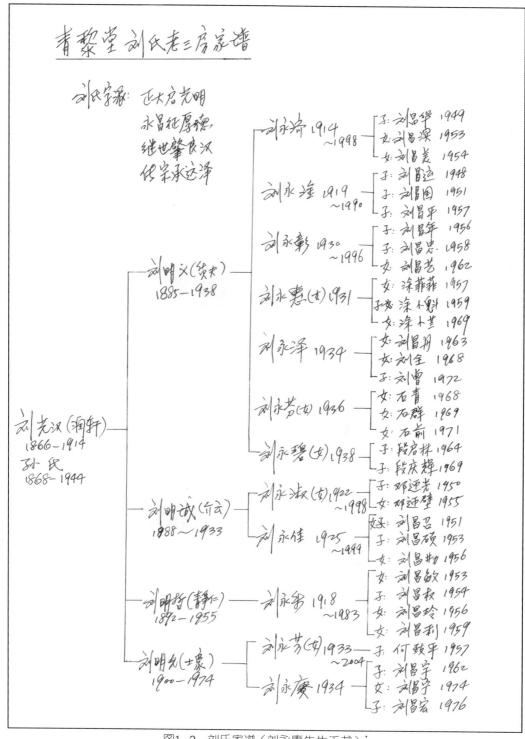

图1-3　刘氏家谱（刘永赓先生手书）*

* 该家谱是1978年刘氏后人修订。据其他资料，刘润轩于1917年逝世，孙氏于1920年逝世。另外，
刘士豪教授之长兄一支情况均无人知晓，故未能列出。

——编者注

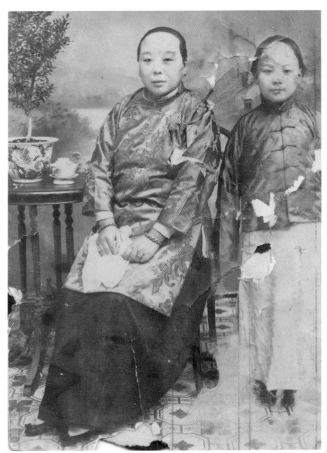

图1-4　幼时与母亲孙氏合影

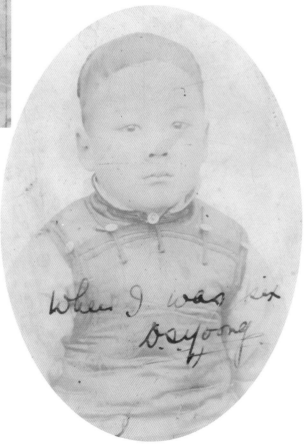

图1-5　刘士豪少年照片

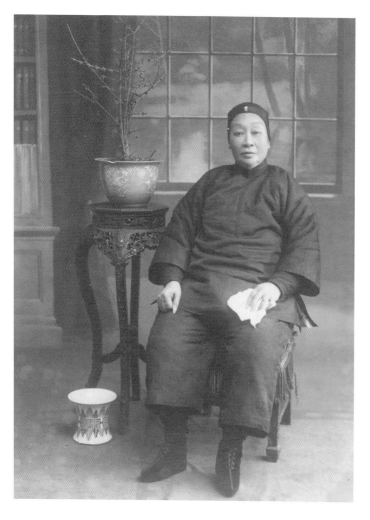

图1-6 孙氏照片

1913年，刘士豪就读于文华附中。这是一所历史悠久的教会学校，成立于1871年，成立时中文名称沿袭清朝常规的书院制度称为"文华书院"，而英文名称为"Boone School"，为"Bishop Boone Memorial School"的简称，即"文主教纪念学校"，可以称为中国最早的现代中学之一。在1890年，文华中学就已经开设了数、理、化、史、地、体、音、美等新式课程，完全由外籍教师用直接舶来的教材讲课，教学内容日趋完备。尽管曾经受义和团运动影响停课半年，但总趋势仍是不断发展的。1903年，增设文华书院大学部；1904年，中国第一所公共图书馆文华公书林在此成立；至1909年，校名改称"文华大学校"，分大学部和中学部。刘士豪就是在这样一所充满了西方现代文化气氛的中学里成长的。在这里，刘士豪第一次接触到了现代科学，接触到了数理化，接触到了西洋音乐……当然，全部的学习都是用那完全不熟悉的英文课本进行的。面对语言的困难，刘士豪刻苦努力，不仅过了语言关，而且仅用4年的时间就学完了6年的课程。然而，就在这一时期，母亲却染上重病，治疗数年方愈，其间走了诸多弯路，举家负债度日。这一事件促使少年刘士豪最终踏上了学医之路。

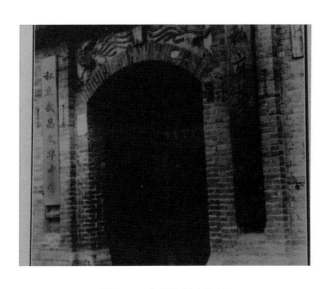

图1-7　文华中学老校门

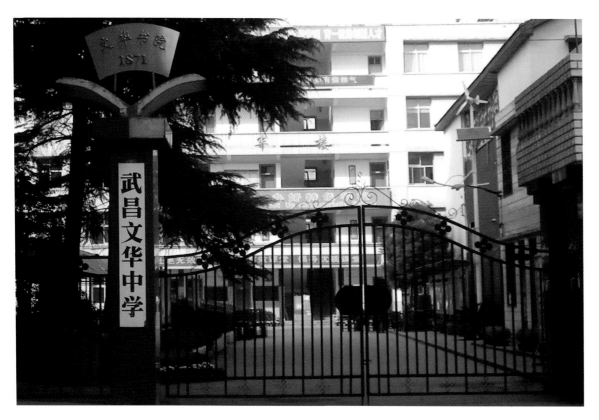

图1-8　现文华中学校门

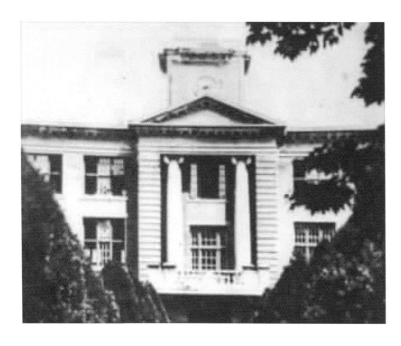

图1-9　多玛堂，刘士豪读书
时的教室，现已拆除

第二章 八载寒窗

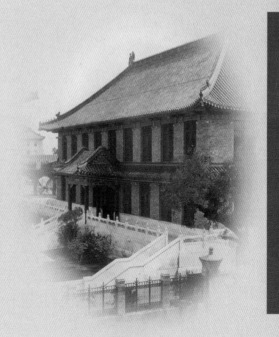

1917 年，刘士豪考上了湖南长沙湘雅医学专门学校。就在这一年，父亲刘润轩因心力衰竭病故，给刘士豪以巨大的打击，也使他立志做一名悬壶济世的好医生。当时的湘雅，还在潮宗街的临时校舍；而湘雅医院的大楼，当时也尚未竣工。尽管条件尚属简陋，但要求之严格，却非同一般。当时的校长是湘雅创建者颜福庆博士，教务长为美国医生胡美（Edward Hume），目的是开办中国的高等医学教育。当时的学习状况，由《湘雅》杂志第一期的记载："湘雅对于学生，除功课外，一切均取放任态度，即功能一端，亦听学生自由研究，教员仅负指导之责而已，盖仿欧美教学体例也。惟考试之严，为东西各国所罕见，体力不强者，几不能立足，故学生多勤奋，学生中配眼镜者占百分之九十五，虽由幼时血生失宜所致，亦未始非用功过度之徵也。"其学习风气的浓

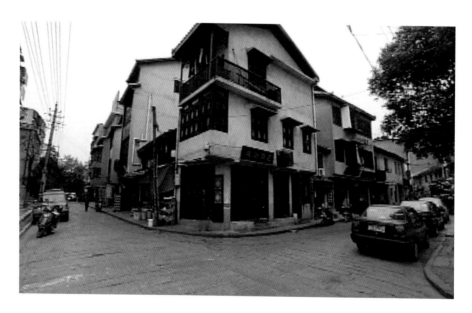

图 2-1 湘雅潮宗街旧址

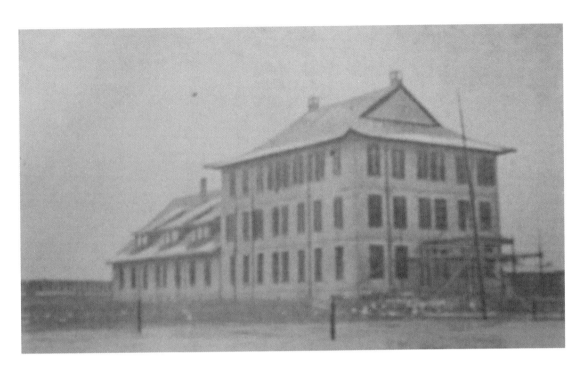

图2-2 湘雅医院在建红楼旧照

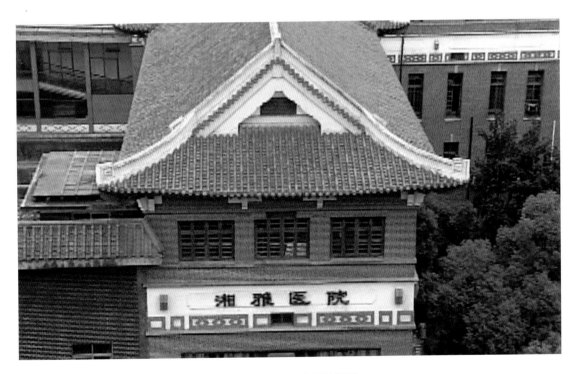

图2-3 现湘雅医院红楼

厚由此可见一斑。但是，作为一所"中外合资"的医学院，其资金的状况并不雄厚，正如美国教育视察团于1922年初调查后写道："湘雅为全国医学校院程度最高之一，应居北京洛氏善捐部所办协和医校院之次。中外合办，尤为难能可贵。惟地点稍僻，财力不雄，宜联合中南各省区各教会通力合作，扩充光大。至交通不便，则宜迁地为良云。"

1917年，中国医学界另有一件载入史册的事件发生，那就是北京协和医学院（Peking Union Medical College）的成立。美国石油大王洛克菲勒父子经过详细地考察，选址北京

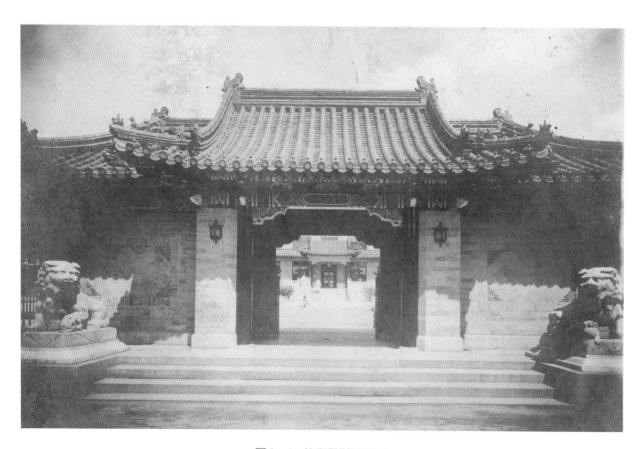

图2-4 协和医学院正门

豫王府，合并原协和医学堂，意在北京建立一所“与欧洲、美洲相媲美的医学院”。

1919 年，刘士豪从湘雅医学专门学校预科毕业。按照常规，以他的优异成绩，刘士豪不仅可以直接升入湘雅的医本科就读，而且能够获得减免十块光洋学费的优待。但就在这时候他看到了北京协和医学院的招生计划。他心动了，他要挑战一下自我。于是，1919 年 6 月 29 日，他给北京协和医学院写了一封信，询问如何能够进入协和学习；他很快得到回信，无论如何优秀，必须参加入学考试，而刘士豪所参加考试的考点恰恰是他最熟悉的地方——武昌文华大学。

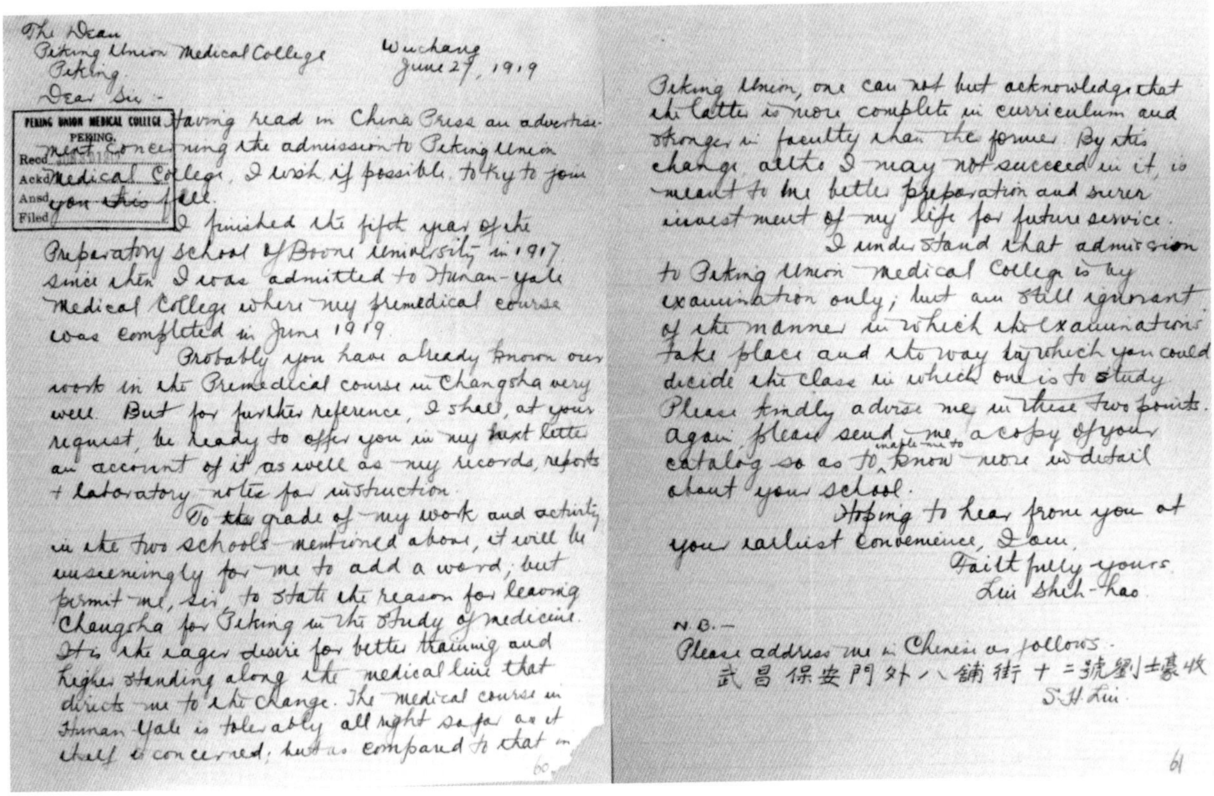
The Dean
Peking Union Medical College
Peking

Wuchang
June 27, 1919

Dear Sir:—

PEKING UNION MEDICAL COLLEGE
PEKING.
Recd
Ackd
Ansd
Filed

Having read in China Press an advertisement concerning the admission to Peking Union Medical College, I wish if possible, to try to join you this fall.

I finished the fifth year of the Preparatory School of Boone University in 1917 since then I was admitted to Hunan-Yale Medical College where my premedical course was completed in June 1919.

Probably you have already known our work in the Premedical course in Changsha very well. But for further reference, I shall, at your request, be ready to offer you in my next letter an account of it as well as my records, reports + laboratory notes for instruction.

To the grade of my work and activity in the two schools mentioned above, it will be unseemingly for me to add a word; but permit me, Sir, to state the reason for leaving Changsha for Peking in the study of medicine. It is the eager desire for better training and higher standing along the medical line that directs me to the change. The medical course in Hunan Yale is tolerably all right so far as it itself is concerned; but as compared to that in

60

Peking Union, one can not but acknowledge that the latter is more complete in curriculum and stronger in faculty than the former. By this change altho I may not succeed in it, is meant to be better preparation and surer investment of my life for future service.

I understand that admission to Peking Union Medical College is by examination only; but am still ignorant of the manner in which the examinations take place and the way by which you could decide the class in which one is to study. Please kindly advise me in these two points. Again please send me a copy of your catalog so as to enable me to know more in detail about your school.

Hoping to hear from you at your earliest convenience, I am,

Faithfully yours
Liu Shih-hao

N.B.—
Please address me in Chinese as follows.
武昌保安門外八鋪街十二號劉士豪收
S.H. Liu

61

图 2－5　刘士豪给协和医学院的信件手稿

September 9, 1919.

Mr. Liu Shih Hao,

武昌候补街八铺街十二号

Dear Mr. Liu:-

　　Your letter of September 6th reached me this morning.　The letter of September 2nd to which you refer has not yet reached me.　I presume it was lost in the mail somewhere.

　　I note that you ask for a detailed report on your examinations.　It has not usually been our custom to go into details as to grades, etc., but since you seem so anxious I am willing to give you the following information: You have passed satisfactorily in English and Chinese and can get credit for at least two years work in these subjects. Your examinations in algebra and geometry and trigonometry were by no means brilliant, the grades being respectively 67 and 60.　These however are good enough to give you credit in the course Mathematics I.　Dr. Packard reports that you wrote an excellent paper in biology.　As this was the examination to the Medical School you will receive credit for all the required course in biology in the Pre-medical School.　Your grade on the examination in analytical chemistry was 67%.　On the basis of this and the note books which you have submitted Dr. Wilson will give you credit for the courses Chemistry I, II and III, and for the laboratory work in Chemistry IV.　You will have to take the lectures in Chemistry IV this term and next term you must register for Chemistry V.　On the physics examinations you received a grade of 68%.　This, with the laboratory reports which you have submitted entitles you to credit in Physics I. You failed to pass the German examination and therefore can get no credit in modern languages.

　　Your schedule for this term will include Physics II, the lectures in Chemistry IV, courses in English and Chinese, probably English V and Chinese V and a course in modern languages, either French or German, depending on which is offered.　Together these total 21 credit hours.　Your course for the second term will be similar except that there will be an additional four credit hours in chemistry, since you would have to take the laboratory work with your organic chemistry.　A schedule of 21 credit hours is fully as much as

42

Mr. Liu Shih Hao　　　　　-2-　　　　　September 9, 1919.

the average student could carry and only an exceptional student can carry 25 credit hours.　If you plan to do outside work I think you should not plan to carry a heavier schedule than this.　According to your schedule you would be ranked as a third year premedical student.

　　I am frank to say that I don't see why you have been so anxious to ask me to arrange a perfectly definite schedule.　I have told you repeatedly that we would place you in as advanced courses as your previous training warranted and that we would give you every chance to complete your work as soon as possible.　I can only reiterate these assurances. The process of mapping out a schedule for you is merely a bit of routine work which in due time I have to carry out for every student who enters.

　　As far as the matter of self-support is concerned I can make absolutely no definite statements.　From time to time opportunities arise for service for which we are willing to pay a reasonable sum.　We award these opportunities to the students who apply for them and try to distribute them so that each worthy student gets his share.　I can only say that you will be given the same consideration that every other student is given.

　　As I told you in my previous letter, college opens on September 23rd and you should plan to arrive on September 21st or 22nd.　It will assist us if you will notify us on which day to expect you.　The name and address of the college in Chinese are as follows: (北京崇文门内大街北协和医学校) Mr. Kuan is the man in charge of the dormitory and you should apply to him on your arrival for assignment to a room.　If you will show him this part of this letter it will serve to identify you.

　　I think I have covered all the points concerning which you wish information, but if I have omitted any please call my attention to them.

　　　　Very truly yours,

WHS-IML　　　　　　　　　　　Dean.

43

图2-6　协和给刘士豪的回信

8 月 25 日至 29 日，刘士豪在文华大学完成了他的入学考试。怀着忐忑不安的心情，他在 9 月初给协和预科的 Stifler 先生写信，询问考试结果。当读到回信时，他已经知道，协和向他伸出了橄榄枝；但是，今后的路绝非坦途，他必须再上一年医预科，以达到协和课程所要求的深度和广度。虽然，刘士豪的生物学获得了"优秀"的评价，但是，物理和化学均未达到 70 分。尽管被评价为"足够获得学分"，然而他对自己还是非常不满意的。对于未曾有机会接触的德语，不及格倒是很正常的，但他发誓新学期一定要学好。

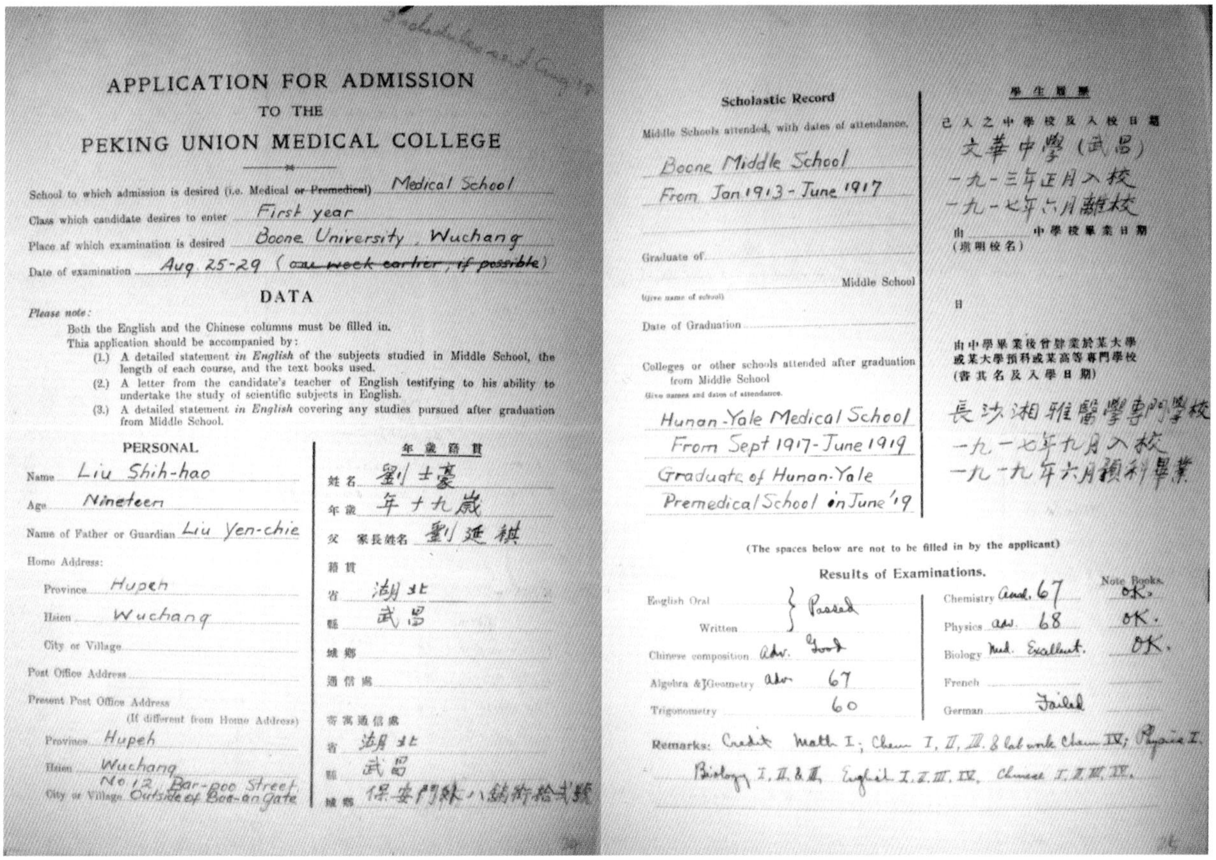

图 2-7　刘士豪的协和入学申请书

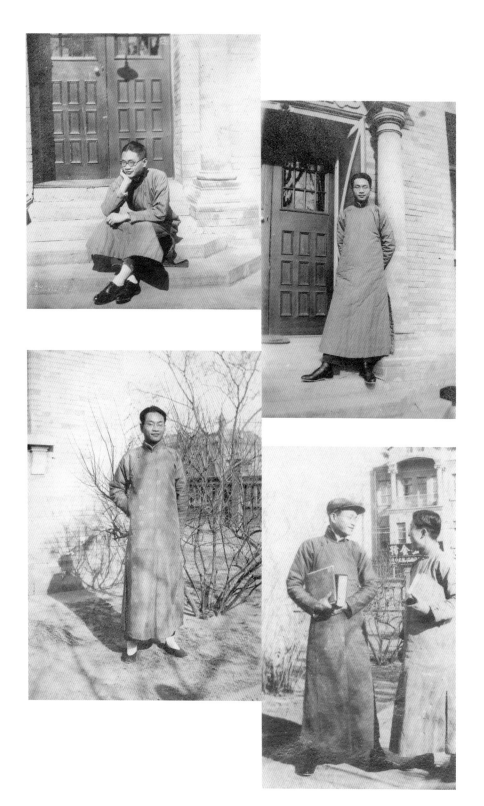

图 2 - 8　学生刘士豪

1919 年 9 月 23 日，刘士豪进入协和预科三年级就读。在协和医学生中，他可算是极为特殊的。在这西装领带是常规之处，刘士豪却是一袭棉袍。然而更为醒目之处是他的刻苦。几乎所有的节假日，他都在图书馆度过；再加上不善交际的性格，刘士豪获得了“书呆子”的绰号。天赋异秉而又孜孜不倦，刘士豪不仅在各种考试中均名列前茅，而且在课堂讨论中常常提出独到见解，使老师和同学对这个身着棉袍的年轻人刮目相看。半年以后，刘士豪的德语考试成绩和中英文一样是 95 分，化学 91 分，物理 85 分。当一年的预科学习结束时，刘士豪和另

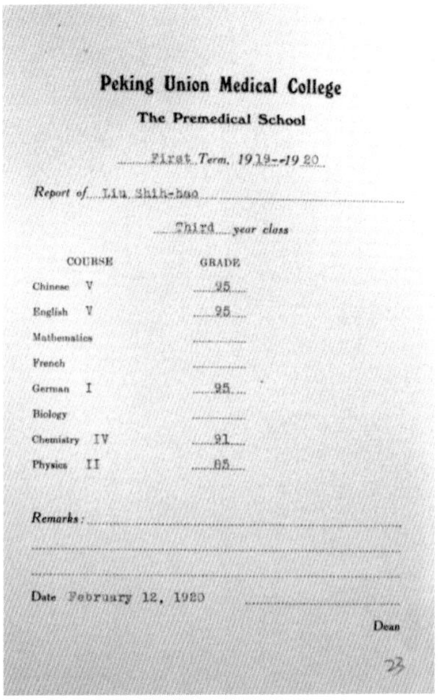

Peking Union Medical College

The Premedical School

First Term, 1919--1920

Report of Liu Shih-hao

Third year class

COURSE	GRADE
Chinese V	95
English V	95
Mathematics	
French	
German I	95
Biology	
Chemistry IV	91
Physics II	85

Remarks:

Date February 12, 1920

Dean

23

图 2 –9　刘士豪预科第一学期成绩

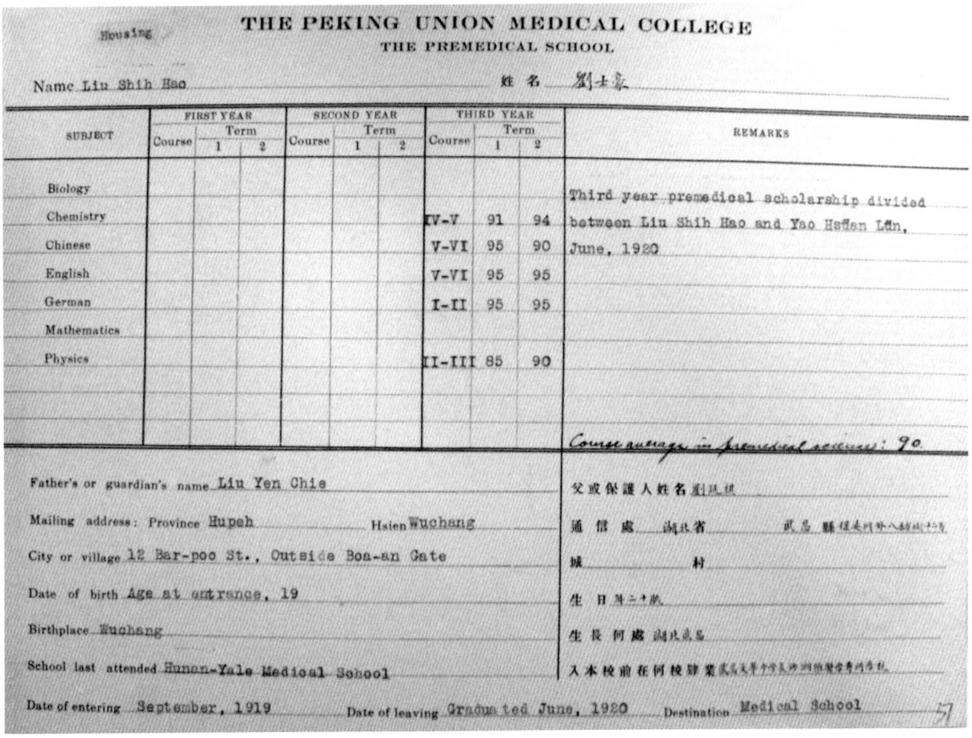

Housing

THE PEKING UNION MEDICAL COLLEGE

THE PREMEDICAL SCHOOL

Name Liu Shih Hao　　姓名 劉士豪

SUBJECT	FIRST YEAR Course	FIRST YEAR Term 1	FIRST YEAR Term 2	SECOND YEAR Course	SECOND YEAR Term 1	SECOND YEAR Term 2	THIRD YEAR Course	THIRD YEAR Term 1	THIRD YEAR Term 2	REMARKS
Biology										Third year premedical scholarship divided
Chemistry							IV-V	91	94	between Liu Shih Hao and Yao Hsüan Lin,
Chinese							V-VI	95	90	June, 1920
English							V-VI	95	95	
German							I-II	95	95	
Mathematics										
Physics							II-III	85	90	

Course average in premedical sciences: 90

Father's or guardian's name Liu Yen Chie　　父或保護人姓名

Mailing address: Province Hupeh　Hsien Wuchang　　通信處 湖北省　武昌 縣

City or village 12 Bar-poo St., Outside Boa-an Gate　　城　村

Date of birth Age at entrance, 19　　生日

Birthplace Wuchang　　生長何處 湖北武昌

School last attended Hunan-Yale Medical School　　入本校前在何校肄業

Date of entering September, 1919　Date of leaving Graduated June, 1920　Destination Medical School

57

图 2 –10　刘士豪预科第一学年成绩

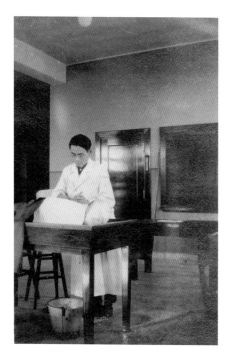

图 2－11　刘士豪在做解剖实验

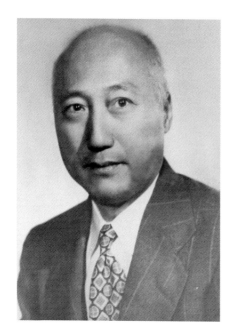

图 2－12　协和第一任生物化学系
主任吴宪

一位同学分享了这一学年的董事奖学金。

1920 年秋，刘士豪开始学习医学专业课程。解剖学、生理学、生理化学……一切都是全新的课程，陌生而又内容丰富，但是巨大的知识量和各名师的严格要求使得相当一部分学生知难而退。淘汰制的目标就是让不适合成为医学科学家的学生尽早改变方向。但刘士豪却是知难而上了。

在哈佛大学医学院博士毕业的吴宪教授因 Folin－Wu 方法的发明，已经是声名鹊起。他于 1920 年春回国，在协和生理系任助教，讲授生理化学（于 1924 年建立生物化学系并任首任系主任）。毕业于芝加哥大学的 E. V. 考德里博士，由约翰·霍普金斯大学医学院解剖系来到协和，出任第一任协和解剖系主任；他对教学的严谨和热忱，使每一个学生都不敢有丝毫的懈怠。基础医学的教授均来自北美名校，这样强大的教学阵容，构成了协和高起点、高标准、高水平的教学风格，一方面使学习压力达到极致，另一方面也使学生得到了当时最先进的医学理念与知识。

孜孜不倦的学习，设计精巧的实验……刘士豪在协和如鱼得水，在第二学年结束时，再次以最高成绩获得了董事奖学金。此后每一学年他都获得了董事奖学金，直至毕业。

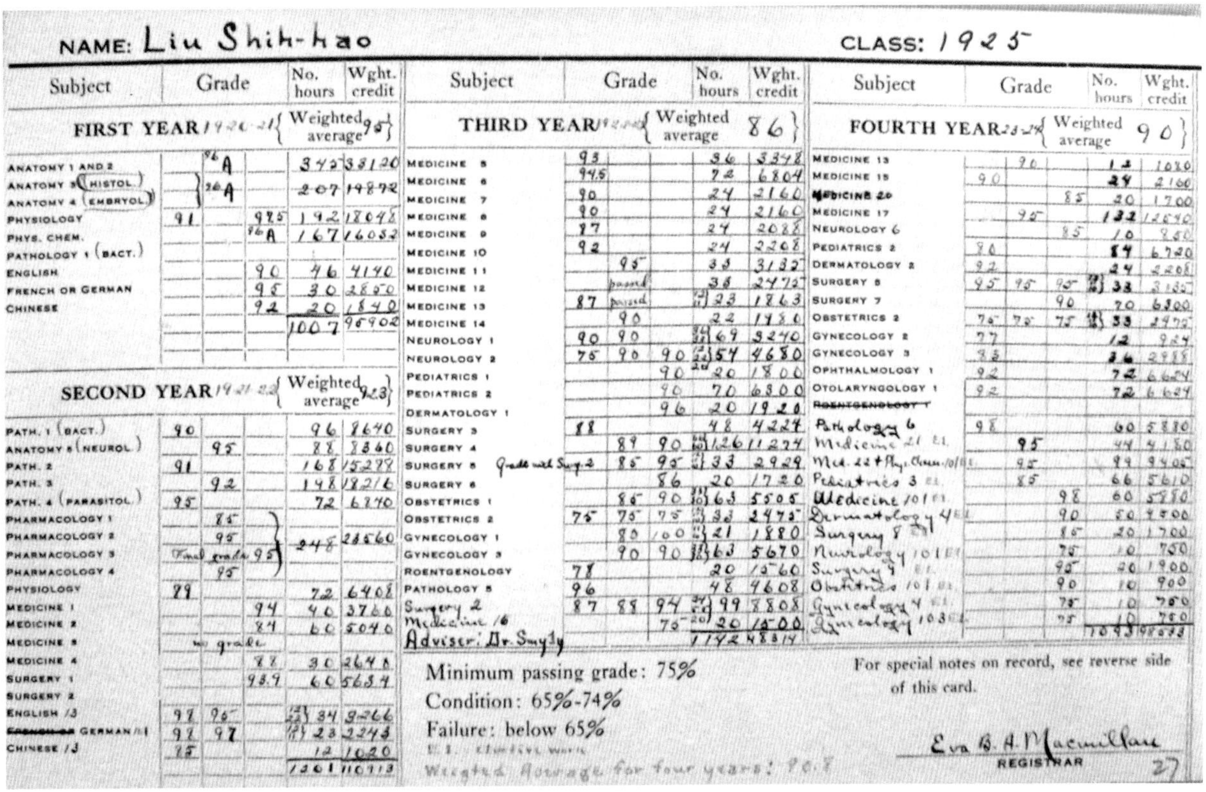

NAME: Liu Shih-hao CLASS: 1925

FIRST YEAR 1920-21 {Weighted average 95}

Subject	Grade	No. hours	Wght. credit
Anatomy 1 and 2	96 A	342	33120
Anatomy 3 (Histol.) / Anatomy 4 (Embryol.)	96 A	207	19872
Physiology	91 92.5	192	18048
Phys. Chem.	96 A	167	16032
Pathology 1 (Bact.)			
English	90	46	4140
French or German	95	30	2850
Chinese	92	20	1840
		1007	95902

SECOND YEAR 1921-22 {Weighted average 92.3}

Subject	Grade	No. hours	Wght. credit
Path. 1 (Bact.)	90	96	8640
Anatomy 5 (Neurol.)	95	88	8360
Path. 2	91	168	15288
Path. 3	92	148	18216
Path. 4 (Parasitol.)	95	72	6840
Pharmacology 1	85		
Pharmacology 2	95	248	23560
Pharmacology 3	Final grade 95		
Pharmacology 4	95		
Physiology	89	72	6408
Medicine 1	94	40	3760
Medicine 2	84	60	5040
Medicine 3	no grade		
Medicine 4	88	30	2640
Surgery 1	93.9	60	5634
Surgery 2			
English /3	97 96	34	3266
~~French or~~ German /1	92 97	23	2243
Chinese /3	85	12	1020
		1201	110713

THIRD YEAR 1922-23 {Weighted average 86}

Subject	Grade	No. hours	Wght. credit
Medicine 5	93	36	3348
Medicine 6	94.5	72	6804
Medicine 7	90	24	2160
Medicine 8	90	24	2160
Medicine 9	87	24	2088
Medicine 10	92	24	2208
Medicine 11	95	33	3135
Medicine 12	passed	33	2475
Medicine 13	87 passed	23	1863
Medicine 14	90	22	1980
Neurology 1	90 90	69	3240
Neurology 2	75 90 90	54	4680
Pediatrics 1	90	20	1800
Pediatrics 2	90	70	6800
Dermatology 1	96	20	1920
Surgery 3	88	48	4224
Surgery 4	89 90	126	11274
Surgery 5 (Grade with Surg. 2)	85 95	33	2929
Surgery 6	86	20	1720
Obstetrics 1	85 90	63	5505
Obstetrics 2	75 75 75	33	2475
Gynecology 1	80 100	21	1880
Gynecology 3	90 90	63	5670
Roentgenology	78	20	1560
Pathology 5	96	48	4608
Surgery 2	87 88 94	99	8808
Medicine 16	75	20	1500
		1142	98314

Adviser: Dr. Smyly

FOURTH YEAR 23-24 {Weighted average 90}

Subject	Grade	No. hours	Wght. credit
Medicine 13	90	12	1080
Medicine 15	90	24	2160
Medicine 20	85	20	1700
Medicine 17	95	132	12540
Neurology 6	85	10	850
Pediatrics 2	80	84	6720
Dermatology 2	92	24	2208
Surgery 8	95 95 95	33	3135
Surgery 7	90	70	6300
Obstetrics 2	75 75 75	33	2475
Gynecology 2	77	12	924
Gynecology 3	83	36	2988
Ophthalmology 1	92	72	6624
Otolaryngology 1	92	72	6624
~~Roentgenology 1~~			
Pathology 6	98	60	5880
Medicine 21 El.	95	44	4180
Med. 22 + Phys. Diag. 101 El.	95	99	9405
Pediatrics 3 El.	85	66	5610
Medicine 101 El.	98	60	5880
Dermatology 4 El.	90	50	4500
Surgery 8 El.	85	20	1700
Neurology 101 El.	75	10	750
Surgery 9 El.	95	20	1900
Obstetrics 101 El.	90	10	900
Gynecology 4 El.	75	10	750
Gynecology 103 El.	75	10	750
		1093	98093

Minimum passing grade: 75%
Condition: 65%-74%
Failure: below 65%
E.I. — elective work
Weighted Average for four years: 90.8

For special notes on record, see reverse side of this card.

Eva B. A. Macmillan
REGISTRAR

27

图 2－13　刘士豪成绩卡

1921 年 9 月，气势恢宏的协和医学院和协和医院建筑群落成。这座由美国著名建筑师柯立芝（Charles Coolidge）设计的中西合璧的建筑精品，外观保留了中国传统式宫殿风格，内部是西式医院病房格局，浑然一体，独具匠心。刘士豪在这里开始了他的临床学习生涯。对病人详尽的床边观察结合实验室检查的结果，对病人的状况进行临床评价，然后从现象推理到本质，再结合具体状况给予治疗，根据疗效再不断地深入观察病人的病情变化，必要时对诊断给予修正……内科的学习非常辛苦，但是也非常迷人，每个病人都是一本侦探小说。推理出了病因，就找到了致病的元凶，然后就可以治疗了。可以想象得出这一阶段的学习对刘士豪产生了巨大的影响，为他日后在内科领域里成为一代宗师奠定了坚实的基础。

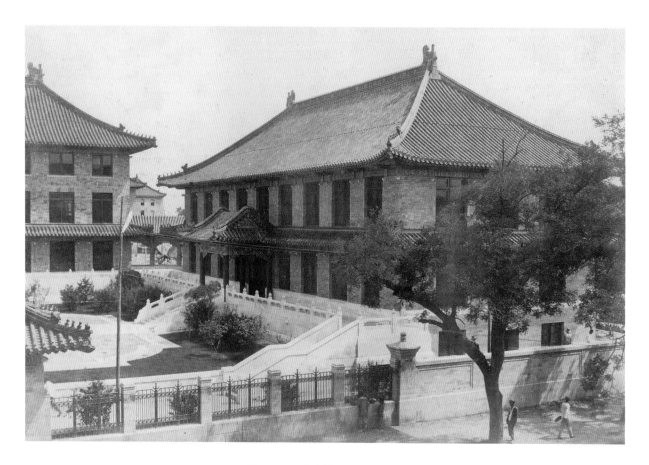

图 2 -14　北京协和医学院一角

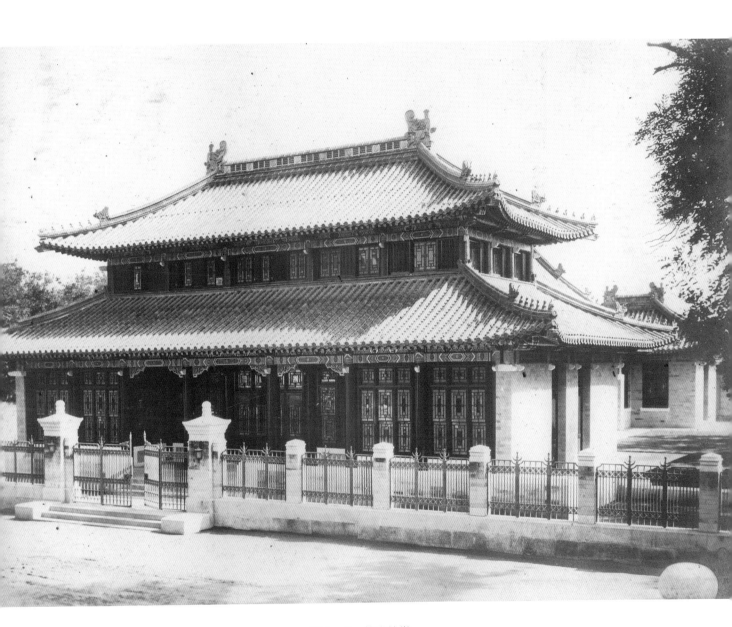

图 2 -15 协和礼堂

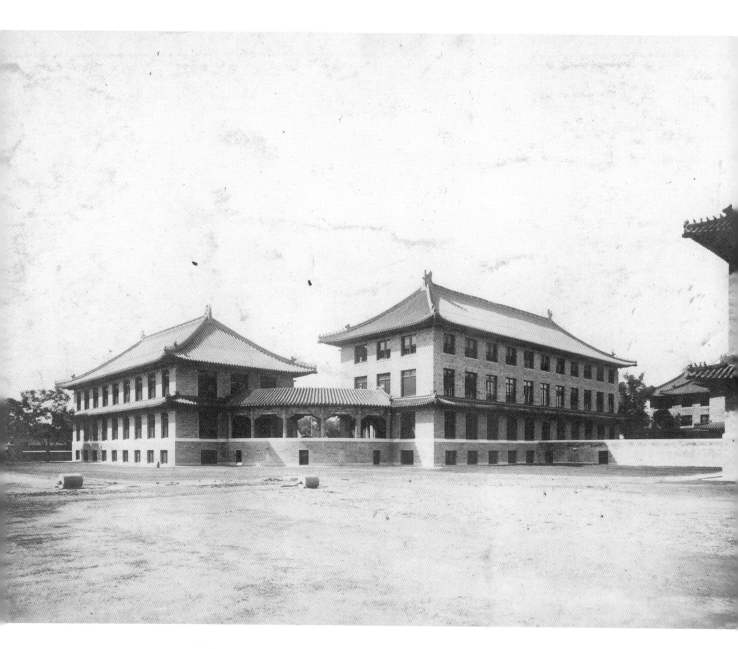

图 2 - 16　协和外景一角

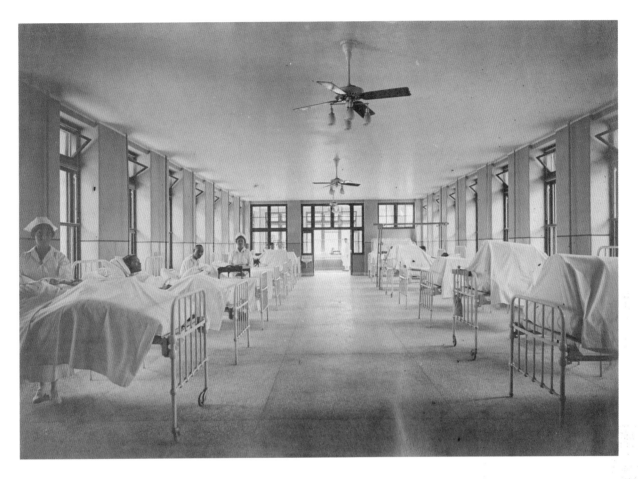

图 2 –17　三等病房

　　1924 年 1 月，相继有两个福利院的女童因为抽搐住院。刘士豪对她俩进行了仔细观察，并且用代谢平衡法证明了用鱼肝油治疗的疗效。在哈罗普（George Harrop）的鼓励和指导下，刘士豪写出了他的第一篇论文 "*The influence of cod liver oil on the Calcium and Phosphorus metabolism in tetany*（鱼肝油对搐搦症钙磷代谢的影响）"，发表于当年的中华医学杂志。哈罗普是秘鲁人，在哈佛大学拿到学士学位，在约

The China Medical Journal.

VOL. XXXVIII.   OCTOBER, 1924.   NO. 10

THE INFLUENCE OF COD-LIVER OIL ON THE CALCIUM AND PHOSPHORUS METABOLISM IN TETANY.*

LIU SHIH-HAO, M.D., Peking.

The close association between rickets and infantile tetany is a clinical observation of long standing. The relationship has been further verified by chemical studies which have indicated a disturbance in the balance between calcium and phosphorus in both conditions. In infantile tetany[1] there is a diminution of the calcium content of the blood, the inorganic phosphorus remaining normal or slightly above normal in the majority of the cases. It has been shown that the calcium content of the blood rises with the disappearance of the symptoms of tetany. In rickets[2], however, the blood calcium is usually normal or nearly so, while the phosphorus is reduced 40 per cent to 60 per cent or even more. When a cure results from the use of cod liver oil, ultra-violet radiation, exposure to sunlight, or the use of proper dietary regime, the phosphorus of the serum rises to normal limits, and there is a deposition of tricalcium phosphate in the bone. When rickets is complicated by tetany, certain cases may show only a low concentration of calcium, while still others may present a diminution of both calcium and phosphorus.

According to the available evidence, it seems that the defective calcification in rickets[3] may be accounted for by the fact that the bone-forming elements, calcium and phosphorus, are present in the blood in such low concentrations that the precipitation of tricalcium phosphate is impossible. Similarly it is believed that the symptoms of tetany are attributable to the low calcium concentration in the blood and tissues, because numerous researches[4]

*From the Department of Medicine, Peking Union Medical College, Peking.

图 2-18   1924 年刘士豪第一篇论文，
发表于 CMJ

翰·霍普金斯大学医学院获得医学博士学位并在霍普金斯医院接着干了四年的临床工作。1923～1924 年，哈罗普来到北京协和医院任襄教授，刘士豪在他的指导下开始进行代谢研究。哈罗普在回到美国后成为著名的肾上腺专家，曾在张孝骞教授赴美国做访问学者时指导其进行血容量测定

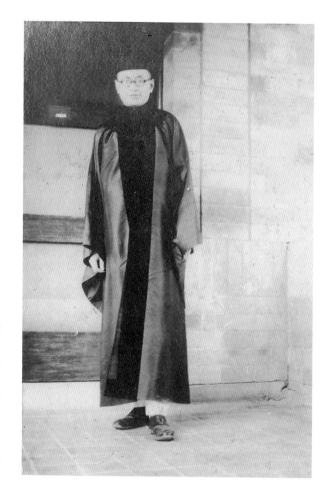

图 2-19   刘士豪博士照

的研究。这篇文章的发表，是刘士豪进入内分泌代谢研究领域的象征，此后代谢平衡法贯穿着他的大部分研究，使他取得了一个又一个惊人的成就。

1925 年，刘士豪毕业。这是北京协和医学院的第二届毕业生，仅仅 5 个人

毕业并获得纽约州立大学医学博士学位。然而刘士豪不仅顺利毕业，而且以总成绩最高获得了协和毕业生的最高荣誉——"文海"奖（Wenham Prize）。

NAME: Liu Shih-hao   CLASS: 1925

SCHOLARSHIPS:

1920-21 One-half Trustees Scholarship
1921-22 Trustees Scholarship
1922-23 Trustees Scholarship   1923-24 Trustees' Scholer
June 1925 awarded the Wenham Prize

CONDITIONS:

REMARKS: (extra-curriculum activities, special faculty actions, etc.)

Dr. Maxwell certifies the statutory instruction on eight cases of labor.
For the 3rd and 4th years:
    It should be noted that the total of hours given on the reverse side of this
        card should be increased by the one hour each week given to the Clinical
                                                    Pathological Conference.

INTERNESHIP: 1924-1925
                Medicine   90.7
                Surgery   98.
                Obs. and Gyn.   95.08

                Interneship average 94.59

图 2-20 刘士豪获得文海奖

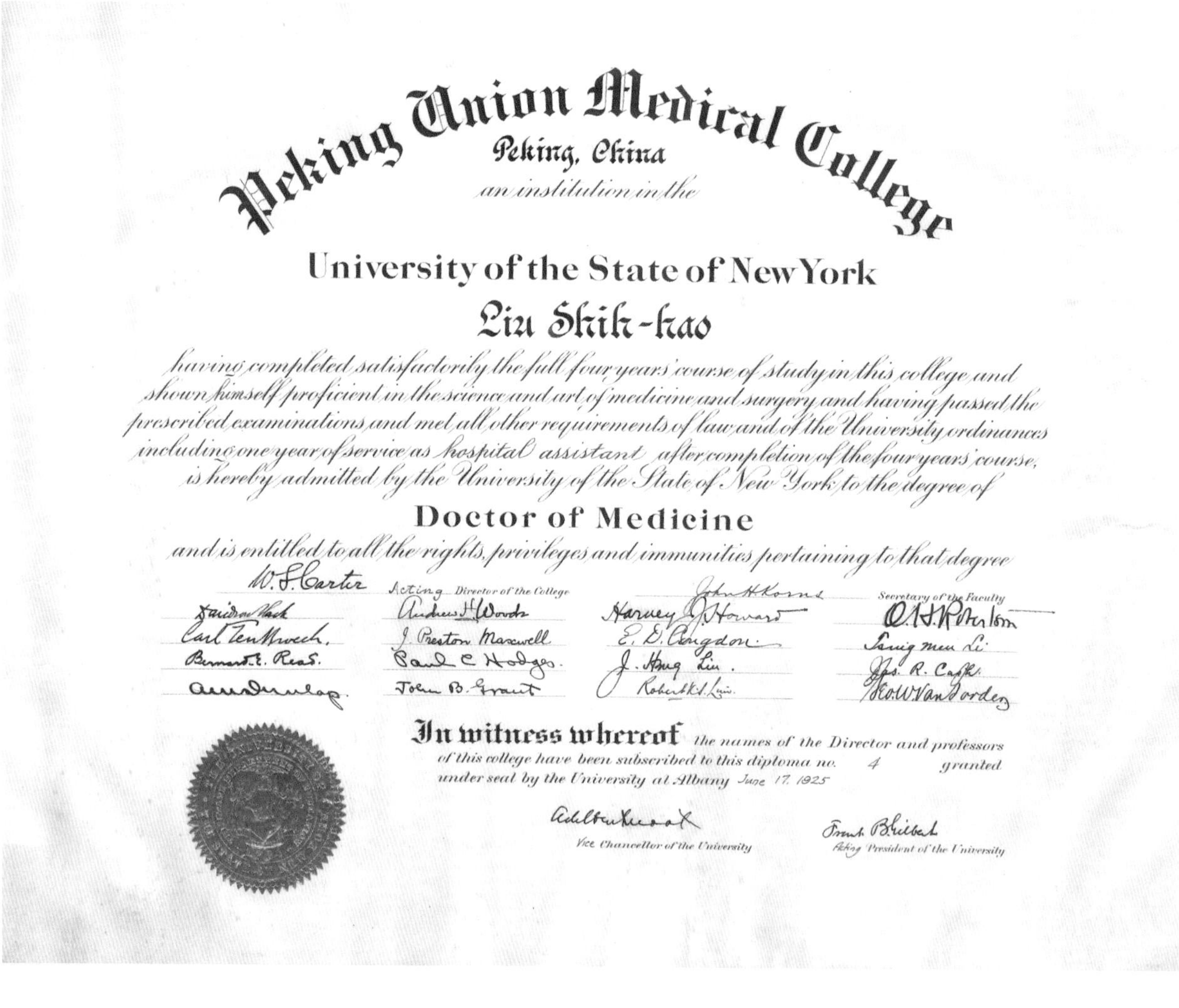

Peking Union Medical College

Peking, China

an institution in the

University of the State of New York

Liu Shih-hao

having completed satisfactorily the full four years' course of study in this college and shown himself proficient in the science and art of medicine and surgery and having passed the prescribed examinations and met all other requirements of law and of the University ordinances including one year of service as hospital assistant after completion of the four years' course, is hereby admitted by the University of the State of New York to the degree of

Doctor of Medicine

and is entitled to all the rights, privileges and immunities pertaining to that degree

Acting Director of the College

Secretary of the Faculty

In witness whereof the names of the Director and professors of this college have been subscribed to this diploma no. 4 granted under seal by the University at Albany June 17, 1925

Vice Chancellor of the University

Acting President of the University

图2－21 刘士豪博士毕业证书

第三章

出类拔萃

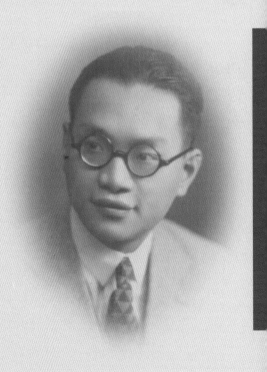

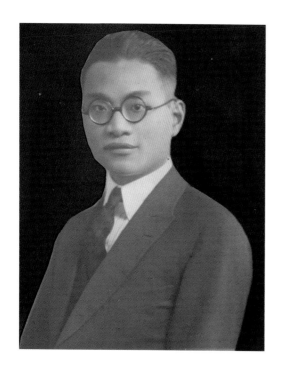

图3-1　青年刘士豪

Chinese Journal of Physiology, 1927, Vol. I, No. 3, pp. 331—344

THE PARTITION OF SERUM CALCIUM INTO DIFFUSIBLE AND NON-DIFFUSIBLE PORTIONS*

SHIH-HAO LIU

(From the Department of Medicine, Peking Union Medical College, Peking)

Received for publication May 18, 1927

In view of the consistent finding of a decreased blood calcium in infantile and parathyreoprive tetany, this has generally been held as directly responsible for the increased irritability of the neuromuscular system. But difficulty arises when it is occasionally found that the level of blood calcium does not parallel the severity of symptoms of tetany. Moreover, in other types of tetany, namely, gastric tetany, tetany following sodium bicarbonate administration, and following hyperpnoea, the blood calcium usually does not change. Conversely, in certain varieties of nephritis as reported by Salvesen and Linder (18), and in kala-azar, as will be shown presently, there is a distinct lowering of blood calcium without any evidence of tetany. These discordant observations, among others, have led to the recent tendency to study the state of calcium as it exists in the blood.

With no method available for directly measuring calcium ions in the blood, attempts have been made to separate serum calcium into diffusible and non-diffusible portions, thus indirectly, perhaps incompletely, gaining an idea of the state of calcium in the blood. Three types of methods have been employed, namely, compensation dialysis by Rona and Takahashi (16), von Meysenbug and his co-workers (11), and Cruickshank (5); ultra-filtration by Cushny (7), and Neuhausen and Pincus (14); and simultaneous determination of the calcium contents of blood and cerebro-spinal fluid, assuming that the latter is a protein-free filtrate of blood by Cameron and Moorhouse (1).

*An abstract of this paper is being published in the Proceedings of the Society for Experimental Biology and Medicine, June, 1927.

图3-2　刘士豪论文《渗透与非渗透性血清钙》

博士毕业，在协和仅仅是第一步。

刘士豪被聘任为北京协和医院内科住院医师，成为第一个进入协和内科的协和毕业生。协和内科住院医师的工作从来都是极其辛苦的，24小时均在院内，随叫随到，每天睡眠时间非常少，还要保证高质量的工作。如果被认为工作不够优秀，则根据淘汰制度，不再续聘。如果工作优秀，则一定时间以后可以升任总住院医师，这是在协和内科住院医师成长的必经之路。然而刘士豪不仅做到了工作出色，并且在三年的住院医（含总住院医师）阶段完成了13篇论文，其中发表于1927年《中国生理学杂志》创刊号的"*The partition of serum calcium into diffusible and non - diffusible portions*（渗透与非渗透性血清钙）"在国际上受到很大的关注。1911年，Rona首先提出"无渗透性钙"可能与血清蛋白相结合，1925年到1926年，有多位科学家在美国著名的《生物化学杂志》上发表文章，有的认为与血清蛋白结合；有的认为和有机物结合；还有的认为与甲状旁腺激素结合；众说纷纭。而刘士豪以大量实

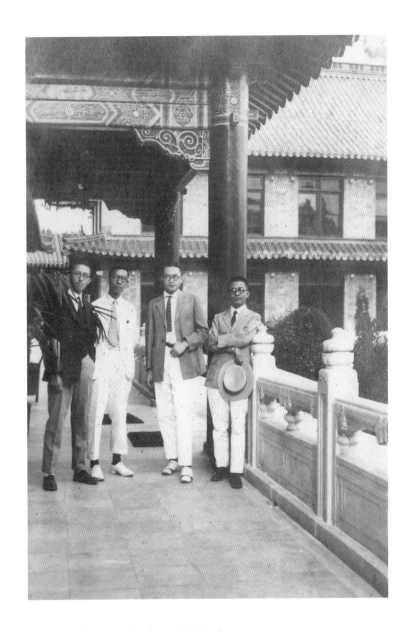

图 3 - 3 刘士豪右二和协和同事们

验数据证明"无渗透性钙"确实与血清蛋白相结合，并同时证明"渗透性钙"和神经敏感性有密切关系，阐明了直接发挥生理作用的钙是"渗透性钙"。

1926 年，刘士豪继张孝骞之后成为第二任内科总住院医师。这一职位责任重大，但对于临床综合水平的提高却有着

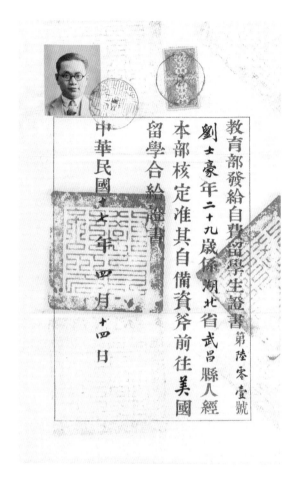

图 3 - 4　刘士豪赴美留学证书

不可或缺的作用。刘士豪顺利完成了这一阶段的任务以后，当时的内科主任 Francis Dieuaide 向医院院长推荐刘士豪去美国进修。刘士豪在申请表上写下了希望研究的方向：代谢性疾病。

1928 年 7 月，他远赴大洋彼岸的洛克菲勒医学研究所，师从著名生物化学家范斯莱克（D. D. van Slyke）。范斯莱克和福林（Otto Folin，吴宪在哈佛医学院的博士导师）被誉为临床化学的两大鼻祖，在相当长一段时间内，他们二人的名字遍布这个领域顶级期刊 J Biol Chem（《生物化学杂志》）的目录上。范斯莱克在 1922～1923 年曾经在协和担任客座教授 1 年，对刘士豪颇有好感。在他的指导下，刘士豪和同事们一起建立了一种用一份血标本同时测定 pH 值、一氧化碳含量和二氧化碳张力的方法，为研究血液酸碱平衡提供了一种新的手段。在生物化学顶级研究氛围的熏陶下，在美国两年的学习使刘士豪的生物化学基础理论与实验技术都达到了一个新的高度。

1930 年 6 月，刘士豪学成归国。在内科教授亨那恩（R. R. Hannon）的指导下，刘士豪在代谢病房里开始了有关骨软化症患者钙磷代谢的系列研究。主要的研究方法是代

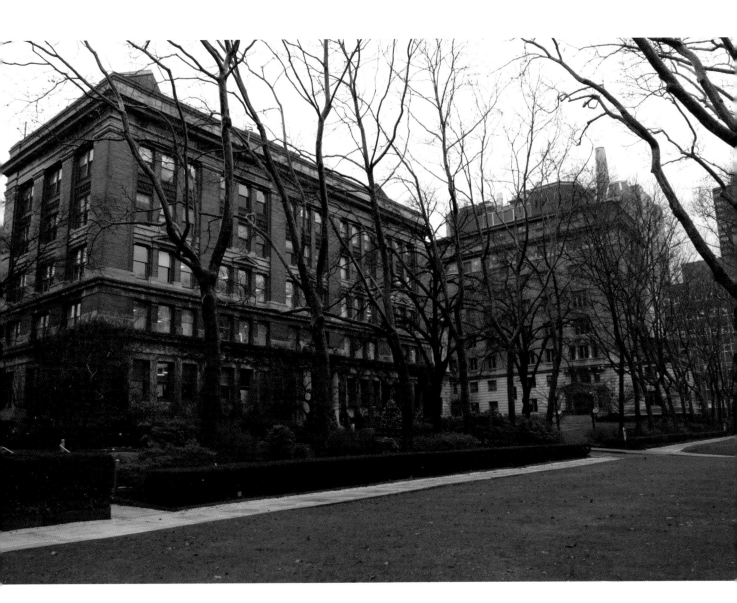

图 3 – 5　洛克菲勒大学

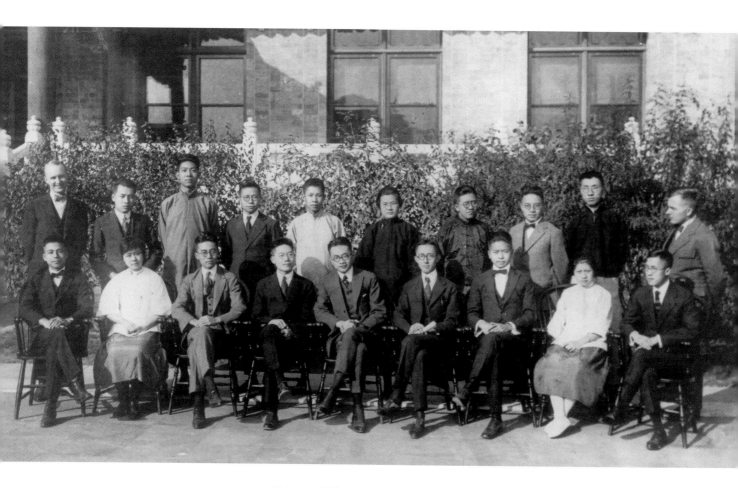

图 3-6　风华正茂的刘士豪（前排中）

谢平衡法，要求对骨软化症患者每天从膳食和饮料中摄入多少量的钙和磷，从粪、尿中排出多少量的钙和磷，都要进行精密的实验测定。医院配膳房按照他的实验要求，给患者设计食谱，喝的水一律为蒸馏水。按他的要求，每个患者的每顿膳食配膳房都要提供两份，一份供患者食用，一份送实验室捣碎后测试其中钙、磷的实际含量。有时，他还要求主管这类患者的实习医师食用与患者同样的膳食和饮料，然后将患者的钙磷代谢测定结果，与实习医师的钙磷代谢测定结果相对照，以便更为准确地研究患者钙磷代谢的异常情况。在这些数据的基础上，分析骨软化症患者的病因所在，进而找出深层次的原因并加以合理治疗。刘士豪对于这些数据采集的准确性非常重视，视之为进行医疗和科学研究的前提。一次，一住院患者用膳时不小心掉了一小团米饭，他立即与实习医师一起把米饭拣起测量，并通知配膳房补足。如此严谨的科学研究作风，至今许多协和老专家仍不曾忘怀。他的科研，都是临床和实验室合作的产物；他提倡临床－科研－理论紧密结合，把临床中碰到的问题，带到代谢

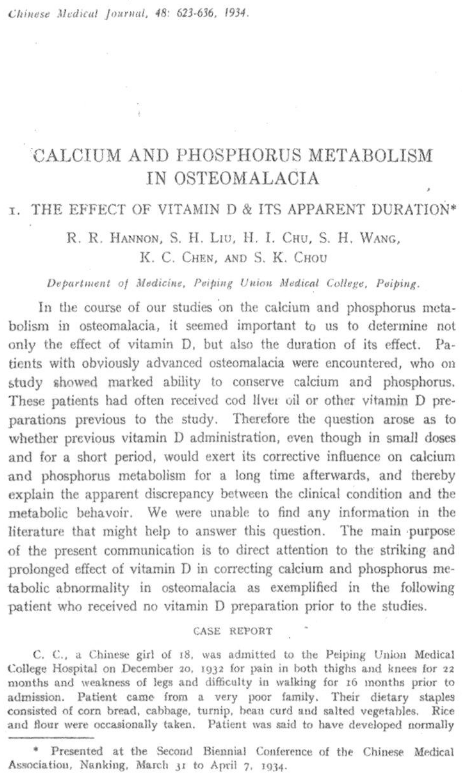

Chinese Medical Journal, 48: 623-636, 1934.

CALCIUM AND PHOSPHORUS METABOLISM
IN OSTEOMALACIA

1. THE EFFECT OF VITAMIN D & ITS APPARENT DURATION*

R. R. HANNON, S. H. LIU, H. I. CHU, S. H. WANG,
K. C. CHEN, AND S. K. CHOU

Department of Medicine, Peiping Union Medical College, Peiping.

In the course of our studies on the calcium and phosphorus metabolism in osteomalacia, it seemed important to us to determine not only the effect of vitamin D, but also the duration of its effect. Patients with obviously advanced osteomalacia were encountered, who on study showed marked ability to conserve calcium and phosphorus. These patients had often received cod liver oil or other vitamin D preparations previous to the study. Therefore the question arose as to whether previous vitamin D administration, even though in small doses and for a short period, would exert its corrective influence on calcium and phosphorus metabolism for a long time afterwards, and thereby explain the apparent discrepancy between the clinical condition and the metabolic behavior. We were unable to find any information in the literature that might help to answer this question. The main purpose of the present communication is to direct attention to the striking and prolonged effect of vitamin D in correcting calcium and phosphorus metabolic abnormality in osteomalacia as exemplified in the following patient who received no vitamin D preparation prior to the studies.

CASE REPORT

C. C., a Chinese girl of 18, was admitted to the Peiping Union Medical College Hospital on December 20, 1932 for pain in both thighs and knees for 22 months and weakness of legs and difficulty in walking for 16 months prior to admission. Patient came from a very poor family. Their dietary staples consisted of corn bread, cabbage, turnip, bean curd and salted vegetables. Rice and flour were occasionally taken. Patient was said to have developed normally

* Presented at the Second Biennial Conference of the Chinese Medical Association, Nanking, March 31 to April 7, 1934.

图 3-7 骨软化症的钙磷代谢系列论文之一

实验室中解决，并使之上升到理论，再用理论去指导临床，如此周而复始，循环往复，不断深化、提高。这就是"Bedside to Bench，Bench to Bedside（从床边到实验台，再从实验台到床边）"，刘士豪教授可视为转化医学的先驱。到 1942 年，刘士豪带领他的研究团队，对大量骨软化症患者的钙磷代谢情况，进行了长期、系统的临床观察和实验研究，取得了许多成果。1920～1940 年代，中国北方，特别是山西、陕西和甘肃一带，多胎妇女患骨软化症的很多，这严重影响妇

婴健康。他们通过测定这类患者钙磷摄入和排出的情况，以确凿、丰富的实验数据，证明本病主要病因是维生素 D 缺乏，并在国际上首次证明骨软化症患者的基本代谢缺陷是肠壁对钙质的吸收发生障碍，钙在体内的消耗得不到弥补，形成负平衡，最终导致骨质软化症。这些患骨软化症孕妇所生的孩子也易患佝偻病。他们还首次证明：维生素 D 可使骨软化症患者的肠壁恢复吸收钙质的功能，而且能在较长时间内发生效益，使血清中以钙与磷循序运行至骨骼系统，补充其消耗量，钙在体内逐渐形成正平衡，使骨骼重新钙化。他们还在国际上首次找出用维生素 D 治疗该病的最低剂量，其量仅及当时美国麻省总医院所用剂量的 1/5，而其疗效与大剂量维生素 D 无异。直到目前，中国许多内分泌临床工作者仍然应用这个剂量有效地治疗骨软化症。刘士豪等还发现患有骨软化症的妇女，在哺乳期间若不予以维生素 D 治疗，则病情会加重。据此，他们做了实验研究，第一次在国际上证明：健康母亲乳汁中含有维生素 D；维生素 D 可以通过母乳而治愈乳儿的佝偻病。这一发现，对于阐明中国儿童佝偻病的发病机制有重要意义。

正是这一系列研究，使他在 1941 年就成为第一个协和毕业生出身的协和教授，也使他从此在世界内分泌学史上牢牢地占据一席之地。美国内分泌学家帕菲特（A. M. Parfitt）教授说："多年以来（指 20 世纪三四十年代），北京协和医院的论文为当时的世界构建起了人类维生素 D 缺乏症及其治疗的知识大厦。"他于 1983 年来中国访问时，特地要求到刘

phorus Metabolism in Osteomalacia'' were published between 1934 and 1942 [6–18]. Other papers appearing in the same decade concerned a comparison of osteomalacia with scurvy [19], severe osteitis fibrosa [20], osteogenesis imperfecta [21, 22], and calcium metabolism in normal adults [23]. Their last joint paper, currently the best known of all their work, included the first demonstration of the beneficial effect of A.T. 10 in renal osteodystrophy [24].

To get the most out of these papers, modern readers must recognize their period flavor and not expect them to conform to the latest notions of experimental design or to current conventions of scientific reporting. The numbers of patients used were small, sometimes only a single case, and no two patients were studied in precisely the same manner. Protocols were developed along the way rather than specified exactly in advance. The results were not subjected to any statistical embellishment more complicated than the calculation of average values for each 4-day metabolic period. But these drawbacks were more than offset by a unique advantage—the studies could continue for as long as the patient was willing to remain in hospital with the inducement of free board and lodging! In some cases metabolic balances were continued for more than 50 consecutive 4-day periods, which is longer than 6 months. Studies of this duration would be impossible now and will probably never be performed again. A further advantage was that editorial policies of the day permitted the inclusion of all the individual data for each period in each patient studied. In all these respects the PUMC work was characteristic of its time, and the same things could be said about virtually all the classics of calcium metabolism [25].

For many years the PUMC papers constituted the world's entire stock of knowledge concerning the metabolic aspects of human privational vitamin D deficiency and its treatment. Indeed, Albright and Reifenstein reproduced some of the PUMC balance data in their classic monograph [25], having no experience of their own on which to draw. Reduced net intestinal absorption of calcium, manifested by increased fecal calcium excretion, was established as the cardinal metabolic defect [6, 7]. Vitamin D, exogenous or endogenous [12], was rapidly effective in small doses, calcium absorption always increasing by the third 4-day metabolic period and sometimes earlier. About the same time, similar observations were made at MGH in a patient with intestinal malabsorption, although the dose of vitamin D required was much larger [26]. In nutritional osteomalacia the beneficial effect of vitamin D persisted for several months after 2,500 units

daily had been given for only 16 days, a total dose of only 1 mg [6]. By contrast, a dose five times larger given to normal vitamin D-replete subjects had no effect other than a slight increase in urinary calcium [23]. Much later, these different responses could be accounted for the complex regulation of calcitriol synthesis [27]. Normal vitamin D-replete subjects show only a small increase in plasma calcitriol when given additional vitamin D, whereas in depleted subjects there may be almost quantitative conversion of vitamin D to calcitriol, with a rapid increase to supernormal plasma levels [28]. Presumably, as little as 1 mg of vitamin D can produce sufficient repletion of calciferol and calcidiol stores to sustain adequate calcitriol production for several months.

Other effects of vitamin D included an increase in low serum calcium levels within a few days and an increase in tubular reabsorption of phosphate within 1 to 2 weeks, but persistence of very low urinary calcium excretion (<5 mg/day, and often undetectable) for many months after restoration of normocalcemia [6, 7]. Urinary calcium remained low until the skeletal need for calcium had been satisfied, except when dietary phosphate depletion [8, 10] or ammonium chloride administration [14] were added, agents that probably act directly on bone as well as on renal calcium transport by mechanisms still to be defined. The decreased phosphate reabsorption and increased calcium reabsorption of vitamin D deficiency are both commonly ascribed to secondary hyperparathyroidism, but the temporal dissociation between their responses to treatment indicate that this cannot be the whole explanation. Regrettably, serial measurements of all relevant variables have still not been undertaken until healing is complete. Parathyroid hormone (PTH) levels can remain high for a considerable time [29], but it is by no means established that this is a sufficient explanation for the extraordinary efficiency of renal calcium conservation during the mineralization of a large surplus of osteoid tissue. Bone may yet be found to have other ways of signaling its requirements to the kidney [30].

The PUMC workers were the first to suggest the existence of two clinical types of vitamin D deficiency [7], some patients presenting with hypocalcemic tetany, cataracts [31], normal or even high plasma phosphate, and less severe bone disease, and others presenting with normocalcemia, low normal or low plasma phosphate, and more severe bone disease. Whether these are distinct entities with different pathophysiology or simply extremes of a single spectrum was not, and still has not been, established by appropriate epidemiologic and sta-

图 3-8 帕菲特的评价

士豪工作过的实验室和配膳房参观。

20 世纪 30 年代的北京协和医学院，经过 10 年的积累，已经蜚声中外，被视为远东最好的医学院，也是自弗莱克斯勒报告以后能够达到欧美一流标准的新式医学院。北京协和医院的代谢病房，正是源于医学教育改革的重点学校哈佛医学院附属麻省总医院。曾经的第四病房，现已成为临床药理中心，为哈佛的内分泌领域研究提供了先进的研究手段。而时任协和生物化学系系主任的吴宪，在营养学领域已经进行了一系列学术研究，使我国常见膳食的营养学指标全部细化，为刘士豪的研究工作得以进行提供了有力的保障。而另一位协和元老，妇产科第一任主任马士敦，长期从事骨软化症妇女的流行病学研究，使刘士豪已经认识到这一亟待解决问题的必要性。在前人工作的基础上，刘士豪和他的团队经过艰苦而细致的工作，对中国当时如何预防和治疗骨软化症

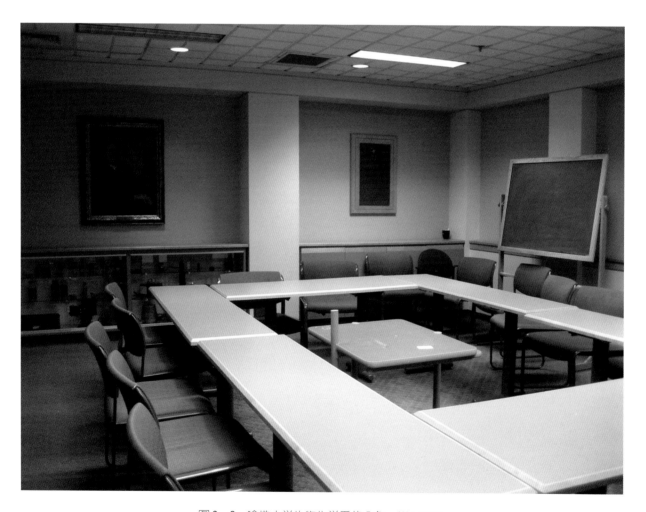

图 3-9 哈佛大学生物化学系的 Folin-Wu room

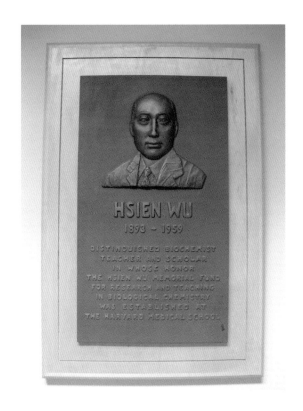

图 3-10 Folin-Wu room 的吴宪教授肖像

提出了许多切实可行的方案，其中的大量数据一直被外国同行引用。这一团队在 1934 年亨那恩回美国后就一直由刘士豪领导，研究组主要成员朱宪彝、王叔咸、周寿恺、郁采蘩等日后均成为内分泌学界的中坚力量。

长期对骨软化症患者的仔细观察使刘士豪对骨软化症的理解越来越深刻。深入研究若干例肾衰同时合并骨软化的患者后，1941 年，在深思熟虑的基础上，

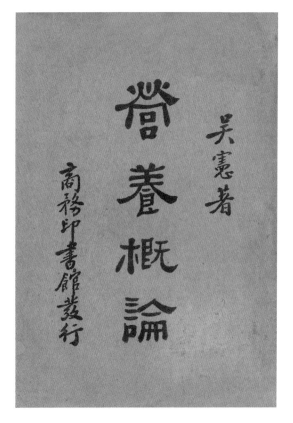

图 3-11 《营养概论》

刘士豪和朱宪彝向《Science》杂志投稿提出"肾性骨营养不良"的独创性的疾病命名，并且指出对这类患者使用双氢速变固醇有着非常显著的效果。当时国际上对慢性肾功能不全引起的骨病变命名很不一致，有称"肾性骨软化"、"肾性侏儒"、"肾性骨发育不全"的，还有称"肾性纤维囊性骨炎"的。他们认为前三种命名都具有各自的片面性，如果采用最后一种命名，则必须进一步作病

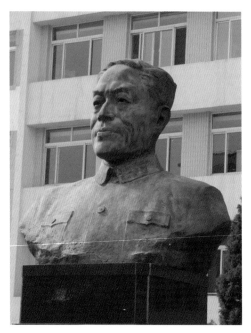

图 3 – 13　朱宪彝塑像

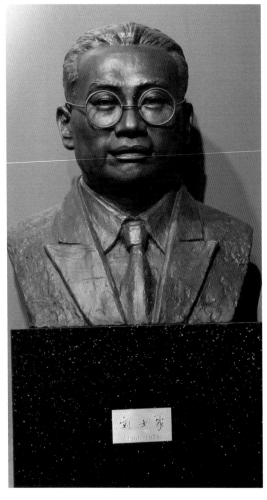

图 3 – 12　刘士豪塑像

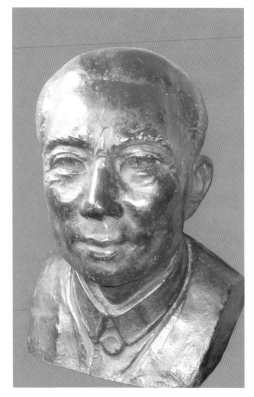

图 3 – 14　周寿恺塑像

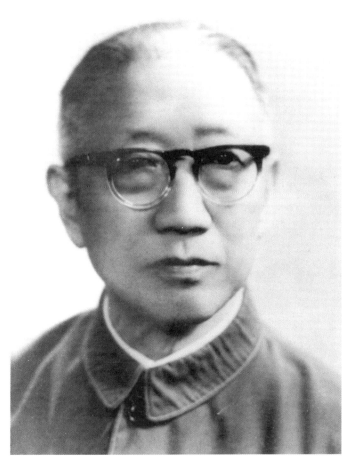

图 3 - 15　王叔咸照片

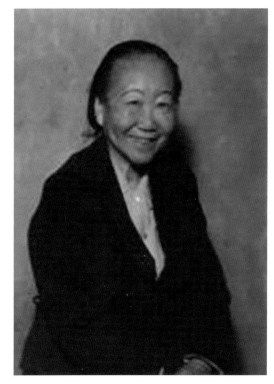

图 3 - 16　郁采繁照片

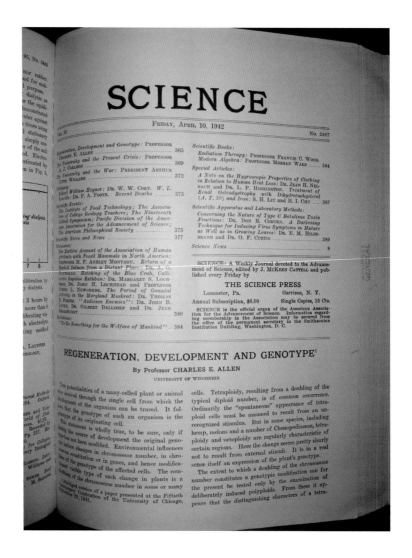

图 3 – 17　1942 年著名期刊《Science》发表刘士豪和朱宪彝命名"肾性骨营养不良"的论文

理研究方可诊断。他们着眼于疾病的本质，提出了"肾性骨营养不良"的疾病命名，从原理上高度概括了这一类疾病的发病机制，因此，尽管对于肾衰的治疗在几十年来已经取得了长足的进展，这一命名因其简明与概括性强被国内外医学界广泛采用至今。

在 20 世纪三四十年代，人们在治疗肾性骨营养不良时，一般都用维生素 D，但疗效不显著。刘士豪和朱宪彝想到了药物双氢速变固醇。虽然 1936 年美国钙磷代谢专家、麻省总医院内分泌科主任 Fuller Albright 等人报道过双氢速变固醇治疗软骨病无效，但刘士豪、朱宪彝进行了大量的临床观察和代谢研究，出乎意料地发现该药有明显疗效。这篇详尽的论文发表于 1943 年美国《Medicine》杂志，以 59 页的篇幅全方位描述了肾性骨营养不良患者的钙磷代谢状况和使用双氢速变固醇后的代谢改变，率先在国际上证实了双氢速变固醇对治疗肾性营养不良症的有效性。这篇文献迄今已被引用了 184 次。为什么维生素 D 对治疗肾性骨营养不良症无效而双氢速变固醇有效？在当时人们对于维生素 D 代谢知识知之甚少的

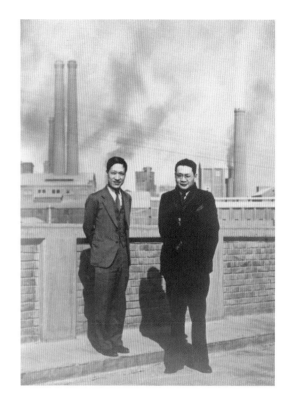

图 3 - 18　刘士豪与朱宪彝

情况下，刘士豪在文中提出了一个前人从来未想到的大胆假设：由于肾功能受到损害，维生素 D 活性差，因而不能完全发挥其作用。这一假设，于 30 年后得到了科学的验证。1971 年，美国两位学者 H. F. Deluca 和 R. B. Hallick 证实：维生素 D 在人体内，必须先经过肝脏到达肾脏，然后在肾脏转变成它的活性形式（1,25 - 双羟维生素 D），才能发挥其生理作用；而肾功能受到损害时，维生素 D 不能完成上述转变，从而影响钙和磷的吸收。刘士豪当年的假设，虽然在细节上并不完全正确，但其思路与实际情况有异曲同工之妙；因此到了 20 世纪 80 年代，刘士豪仍为国际学者所称道。

ADENOMA OF PANCREATIC ISLET CELLS 251

per cent and the urinary sugar totaled 22 grams. On the fifth day the temperature became normal. The last drain was removed and some serosanguineous discharge came from the wound. The hyperglycemia and glycosuria tended to diminish. Insulin was discontinued on the 7th day, and the blood sugar became normal and the urine sugar-free on the 9th day, before a calculated diabetic diet was started. From then on convalescence was uncomplicated, the wound closing gradually and the discharge becoming less in amount. The patient was up and about three weeks after the operation and did not experience any of the symptoms which had been present previously. A number of the preoperative observations on blood sugar and metabolism were repeated, and the results are described later. Although the patient showed evidence of a slight diabetic tendency as indicated by a sugar tolerance test, he tolerated a full diet with a normal fasting blood sugar and without glycosuria. He was discharged on February 22, 1935, in good condition except for a small sinus at the upper part of the wound which still drained thin fluid resembling pancreatic juice. His weight was 81.8 kgm., a loss of 14.9 kgm. compared with that on admission.

Examination on May 20, 1935, five months after operation, showed that the patient was well, and was without recurrence of the preoperative symptoms. The sinus had closed shortly after discharge. The fasting blood sugar was 111 mgm. per cent. A 24-hour specimen of urine contained no sugar. The weight was 80.8 kgm.

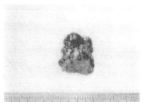

FIG. 1. GROSS APPEARANCE OF THE TUMOR REMOVED FROM THE PANCREAS.

STUDIES OF THE TUMOR

Anatomical observations. The tumor as shown in Figure 1 appeared nodular, dark red in color, and firm in consistency, measuring 2.5 × 2.0 × 1.5 cm. in diameter. It weighed 4.41 grams. The anterior surface was covered by a

thin fibrous capsule, while its posterior surface, i.e., that portion of the tumor in contact with the gland, was studded with small areas of pancreatic tissue. The cut surface was grayish, cellular in appearance and showed many congested blood vessels. Microscopically the tumor consisted of a diffuse solid growth of cells which were uniform in size, well differentiated and morphologically identical with those of Langerhans' islands (Figure 2). In some areas the cells were arranged in cords or trabeculae much like the structure of normal islands. Mitotic figures were not seen. The anterior surface was entirely encapsulated, but the posterior surface was cut across irregularly, and in certain areas, immediately beneath the capsule groups of pancreatic acini were present.

Biologic assay for insulin. The method of extraction used was that of Best, Jephcott and Scott (2). A portion of the tumor weighing 1.92 grams was extracted, and the volume of extract made up to 20 cc. The assay was done on two rabbits of comparable weight which had been deprived of food for 24 hours prior to injection. As seen from Table 1, the extent and duration of hypo-

TABLE 1
Results of assay of the tumor for insulin on rabbits

	Blood sugar		
	Control	2 hours	4 hours
	mgm. per cent	mgm. per cent	mgm. per cent
Rabbit 1			
January 4, weight 1570 grams, 0.5 cc. of *insulin* (0.5 unit).............	141.4	75.7	117.1
January 6, weight 1510 grams, 0.5 cc. of *extract* (0.05 gram)..........	124.2	72.2	101.9
Rabbit 2			
January 4, weight 1820 grams, 0.5 cc. of *extract* (0.05 gram)..........	138.5	83.6	111.1
January 6, weight 1724 grams, 0.5 cc. of *insulin* (0.5 unit).............	117.1	78.2	118.8

glycemia in both rabbits after the injection of tumor extract happened to approximate those after 0.5 unit of insulin. Therefore the tumor tissue was considered to contain approximately 10 units of insulin per gram. According to Best, Jephcott and Scott, beef pancreas yields on the

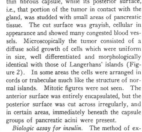

图 3-19　刘士豪对我国第一例胰岛素瘤的研究报告中的病理照片和胰岛素生物测定结果

1934 年，刘士豪在代谢病房收治我国第一例胰岛素瘤患者并进行了详尽的代谢研究。在外科手术取出肿瘤标本后，他将肿瘤提取物注射实验用兔，由血糖的下降状况判断了肿瘤中胰岛素的含量，即完成了肿瘤中胰岛素的生物测定，从而在本质上确定了胰岛素瘤的诊断。1936 年，对这一病例的研究刊登于《The Journal of Clinical Investigation》；能够被如此高级别杂志以 12 页篇幅采用，不仅仅因为它是中国第 1 例胰岛素瘤报告，更为重要的是，作者的全方位研究获得了对胰岛素瘤更加深刻的认识，详细描述了胰岛素瘤患者低血糖发作时的临床表现，对低血糖发作时有效对症治疗方案的澄清，提取胰岛素瘤标本中的胰岛素并进行生物测定，对于胰岛素瘤患者进行代谢研究获得该类患者的基本生理学数据，在当时具有普遍性的意义。其时距国际上发现第一例手术证实的胰岛素瘤仅仅 6 年时间。

1938 年，刘士豪再次出国深造。在英国伦敦的米德尔塞克斯医院的考陶尔德生物化学研究所，刘士豪师从著名学者

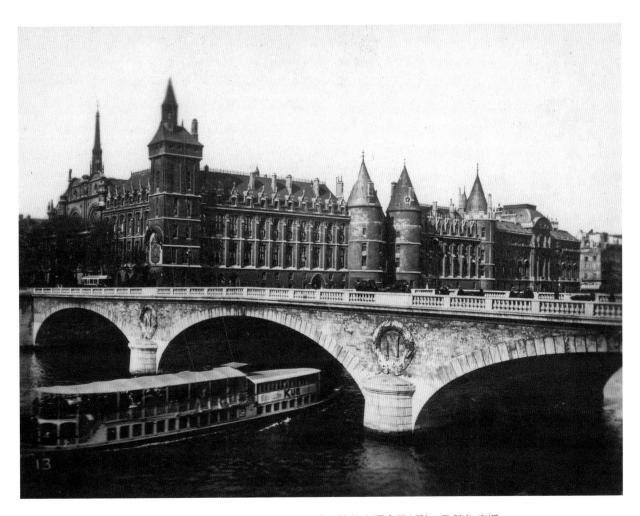

图 3-20　伦敦 Middlesex 医院，现因伦敦奥运会已拆除，改建为广场

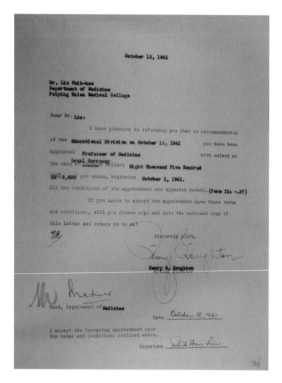

图 3 - 21　刘士豪受聘为协和教授

E. C. Dodd，系统进行了动物实验的学习，用孕马血清提取物刺激去垂体实验大鼠，观察大鼠生殖系统的变化，从此开内分泌实验动物研究之先河。

1920 ~ 1940 年代，被称为协和的"黄金时代"，在刘士豪个人生涯中也是成果最为丰富的阶段。1941 年，经内科主任斯乃博（I. Snapper）鼎力推荐，刘士豪被聘任为内科教授。根据当时提交的材料，刘士豪已发表的论文达 57 篇，同时有 4 篇待发表。

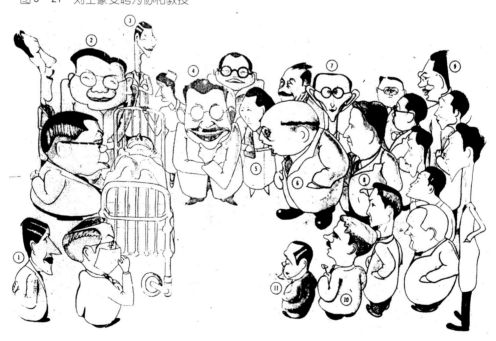

图 3 - 22　协和 1940 届毕业生林俊卿所作漫画描绘内科大巡诊（②为刘士豪教授）

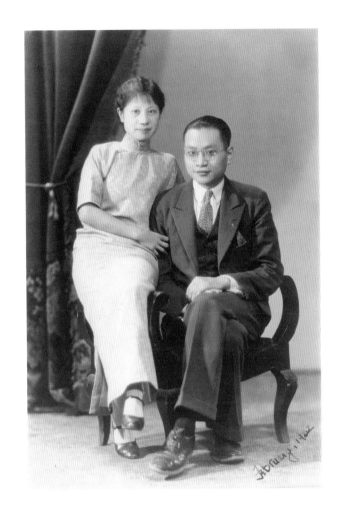

图 3-23　刘士豪王意贞结婚照

　　这一时期，刘士豪不仅事业有成，家庭幸福也接踵而至。1932 年，刘士豪与王意贞步入婚姻殿堂。王意贞当时是协和代谢病房的护士长，出生于上海，自幼在教会学校上学，1925 年毕业于北京协和医学院护理系，是护理系第二届3 名毕业生之一。王意贞婚后辞去工作，料理家务。第二年与第三年，女儿刘永芳和儿子刘永赓相继出生。刘士豪一家人当时住在协和南院（现北极阁胡同 26 号院），与诸福棠、荣独山等副教授为邻，据刘永赓先生回忆，当时常常有医学

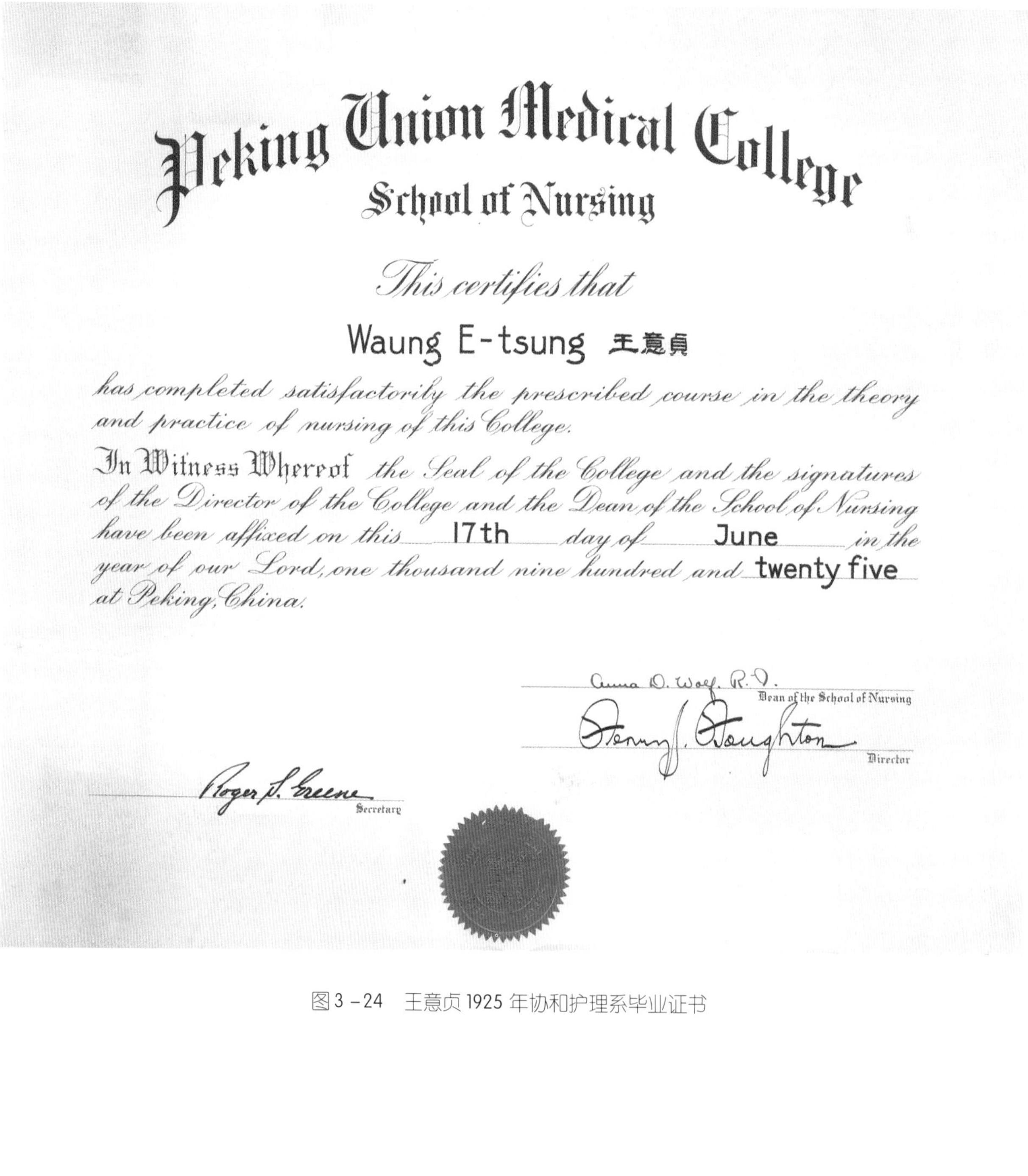

Peking Union Medical College
School of Nursing

This certifies that

Waung E-tsung 王意貞

has completed satisfactorily the prescribed course in the theory and practice of nursing of this College.

In Witness Whereof the Seal of the College and the signatures of the Director of the College and the Dean of the School of Nursing have been affixed on this **17th** *day of* **June** *in the year of our Lord, one thousand nine hundred and* **twenty five** *at Peking, China.*

Anna D. Wolf, R.N.
Dean of the School of Nursing

Henry S. Houghton
Director

Roger S. Greene
Secretary

图 3-24　王意贞 1925 年协和护理系毕业证书

生来做客，其中刘士豪教授当时最欣赏的学生之一就是后来成为著名妇产科教授的宋鸿钊。刘士豪教授对学生非常好，曾经将家里一间房整理出来作为某学生结婚的婚房。

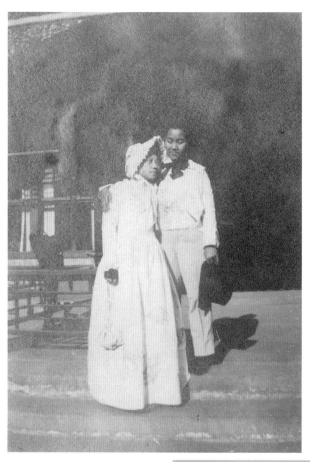

图3－25　王意贞与林巧稚在话剧中扮演夫妻

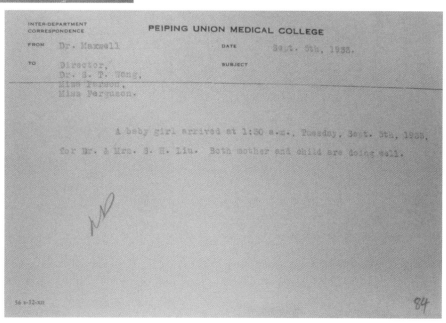

图3－26　女儿刘永

芳出生的通知

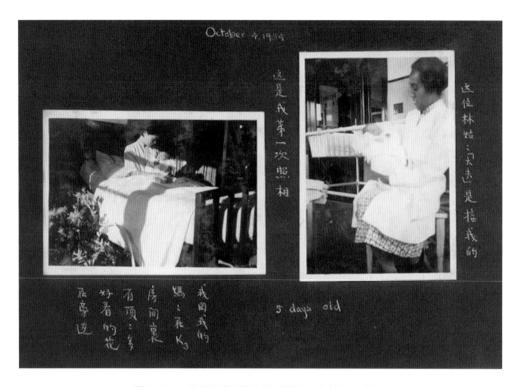

图 3 – 27　儿子刘永赓出生时照片，由林巧稚接生

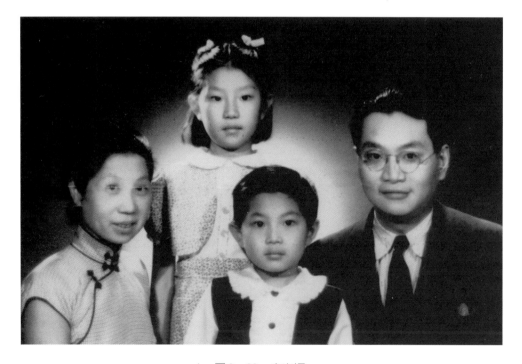

图 3 – 28　全家福

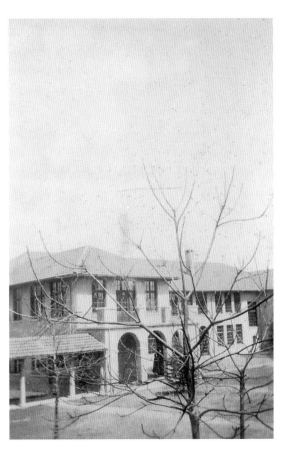

图 3 –29　刘士豪故居（协和南院）

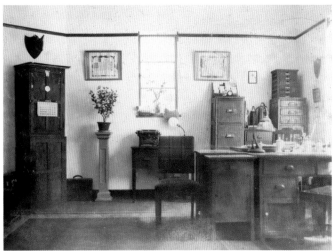

图 3 –30　刘士豪故居内景

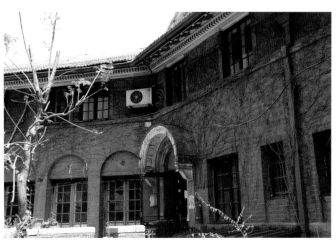

图 3 –31　刘士豪故居现状

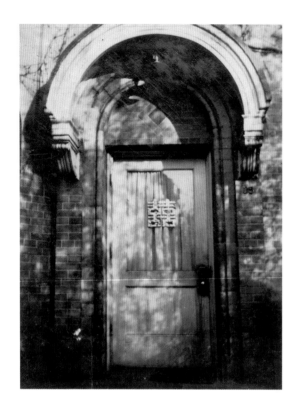

图 3 - 32 刘士豪为学生结婚整理出的婚房

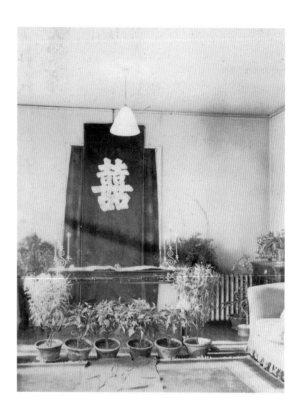

图 3 - 33 婚房内景

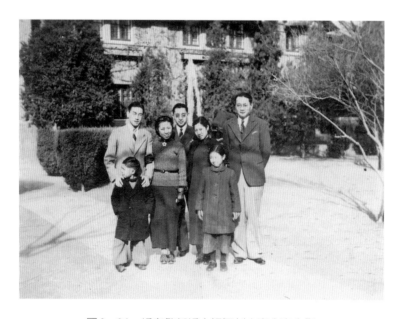

图 3 - 34 婚房外新婚夫妇与刘士豪全家合影

第四章

赤子悬壶

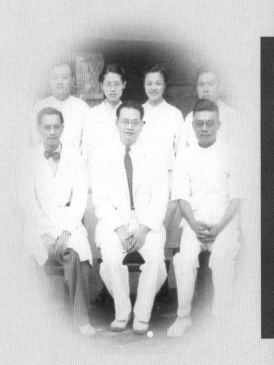

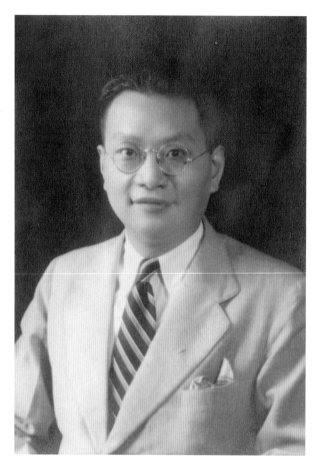

图 4-1 中年刘士豪

太平洋战争的爆发结束了北京协和医院的黄金时代。1941 年 12 月 8 日，日军占领了协和，刘士豪不但被赶出了医院，而且住房也被霸占。刘士豪不愿呆在侵略者的医学院任教，于是只能放弃他的研究，在南小街的万历桥胡同里开业行医。扎实的基础知识，缜密的诊断思维，一流的动手能力……作为一名全科医生，刘士豪确实绰绰有余。但是，放弃了研究始终使他怅然若失，刘士豪只能在看病和看文献中不断积累。

其实，刘士豪并非完全没有机会从事医学研究。在此期间，英国皇家医学院一研究所慕名聘请刘士豪去工

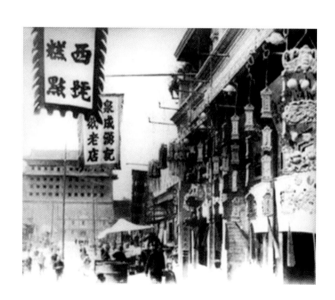

图 4-2 万历桥胡同旧影

作。他何尝不想继续自己的研究工作！然而，他坚定地说：
"搞科学研究工作虽然是我的心愿，但是作为一个中国人，
应该留在自己的祖国，给灾难深重的同胞治病。"对祖国、
对人民的拳拳之心溢于言表。

　　终于，第二次世界大战随着日本无条件投降戛然而止，
刘士豪又开始憧憬重新进行医学研究。可是，协和的病房和
实验室里已经空空如也，代谢病房和代谢实验室的所有设备
损失殆尽。协和还迟迟没有复校，校舍又被借用成为美国调
停国共两党的"军调处"。1947年，刘士豪应邀担任了同仁

图 4 - 3　同仁医院

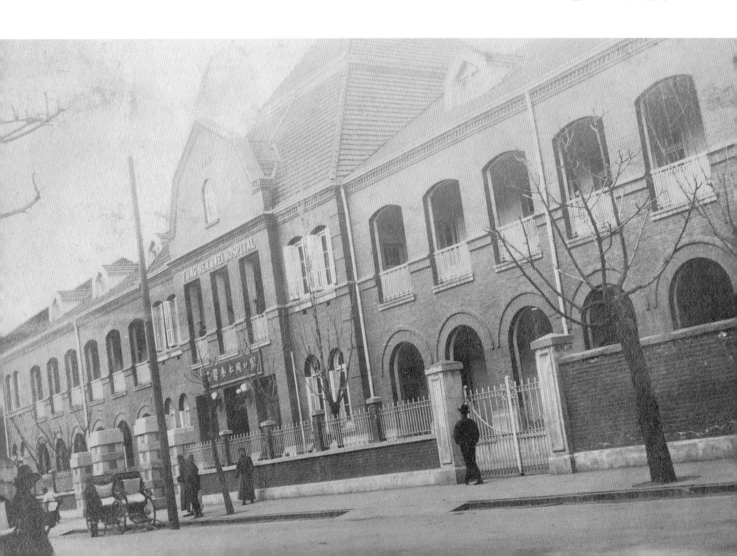

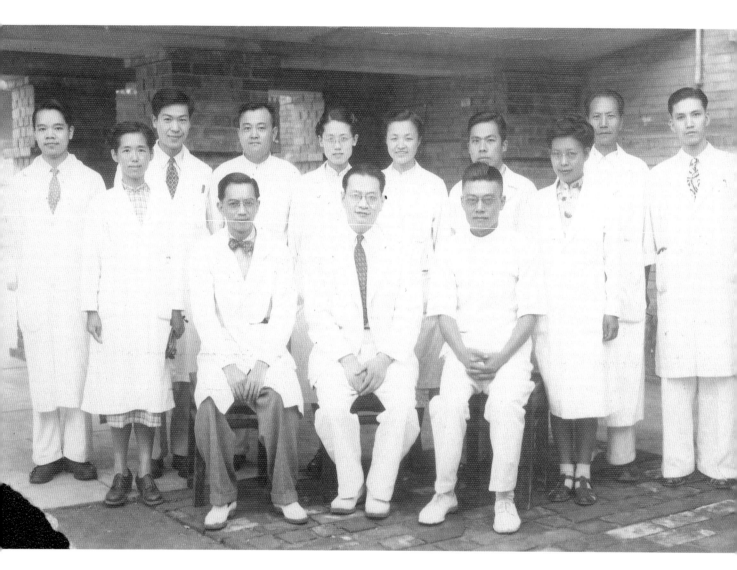

图 4 – 4　和同仁医院的同仁在一起

医院的内科主任和北平陆军医院的特邀医生，在科研条件简陋的情况下，他将临床观察和实验研究结合起来，在这两家医院首次开展了科研临床课题，使当时较为常见的斑疹伤寒、结核性脑膜炎的发病率明显下降。同年秋，北京协和医学院和北京协和医院恢复正常，刘士豪接到了新任协和医学院院长李宗恩的邀请，于是他立即回协和继续担任内科教授。

1948 年，当辽沈战役和淮海战役相继结束之时，刘士豪再次接到了国外的聘请，他又一次放弃了出国工作，决心要为中国的医学事业贡献全部的力量。也就是这一年，刘士豪出任同仁医院院长，迎接新中国的成立。1951 年春，在中央人民政府接管协和以后，刘士豪出任协和医学院生物化学系系主任。

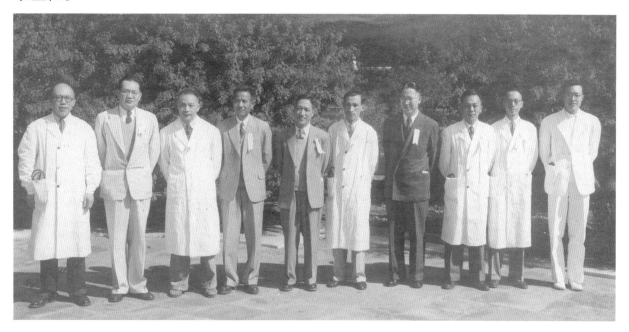

图 4-5　1949 年 10 月 9 日返校日部分内科总住院医师合影（左起：张孝骞、刘士豪、谢少文、吴朝红、朱宪彝、邓家栋、马万森、朱贵卿、张安、方圻）

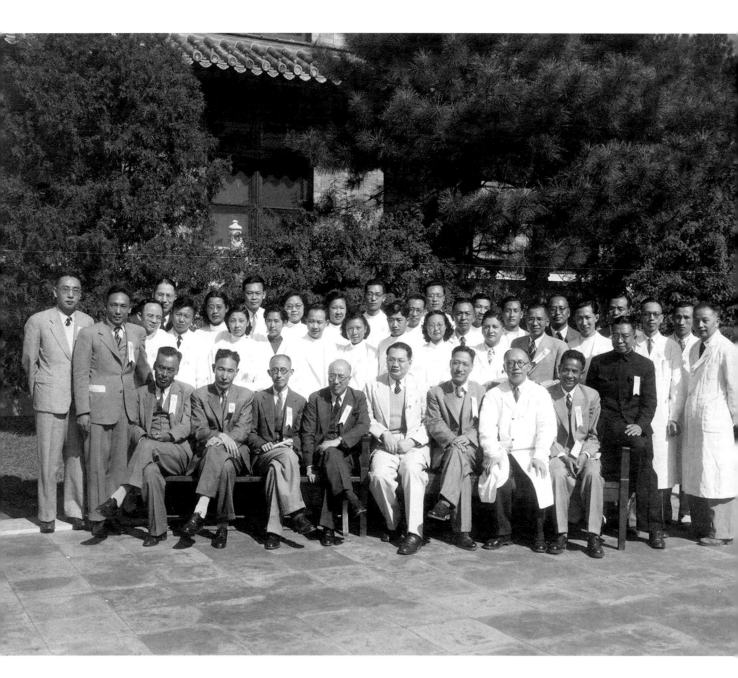

图 4 - 6　1949 年 10 月 9 日返校日，内科同仁与返校校友合影

（前排左一：许英魁，左三：诸福棠，左四：李宗恩，左五：刘士豪，左六：朱宪彝，左七：张孝骞）

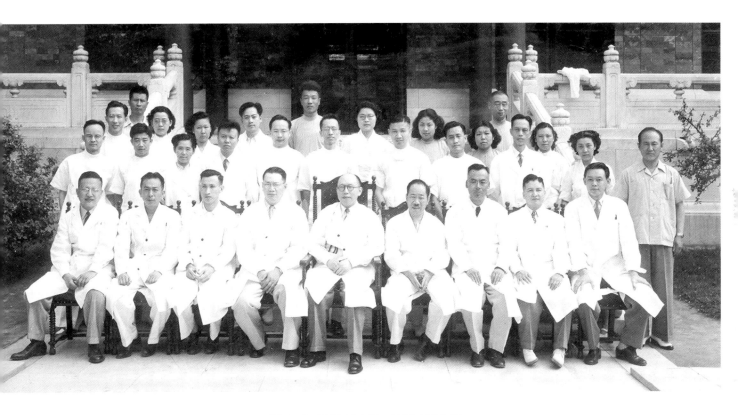

图 4 – 7 1950 年 6 月，协和内科合影

（前排左起：张学德、朱贵卿、邓家栋、刘士豪、张孝骞、钟惠澜、许英魁、冯应琨、周华康）

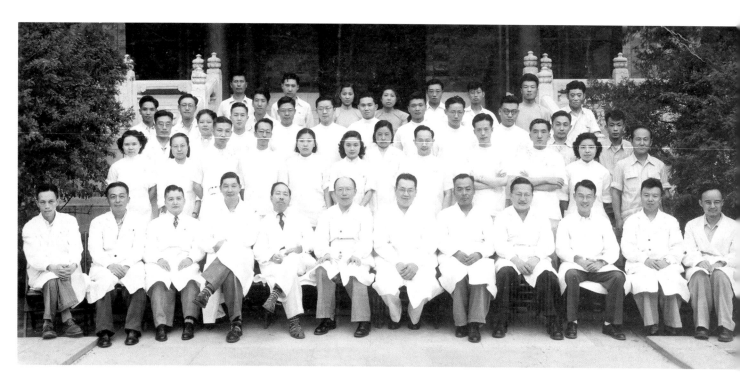

图 4 - 8　1951 年协和内科合影

（前排左起：张安、朱贵卿、冯应琨、李洪迥、钟惠澜、张孝骞、刘士豪、许英魁、张学德、黄宛、富寿山、赵葆洵）

第五章 生化巨擘

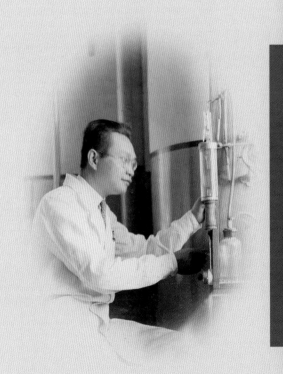

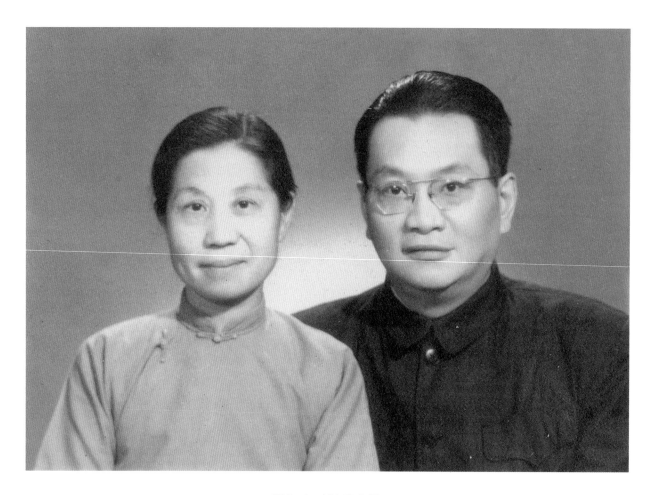

图 5 −1　刘士豪夫妇

北京协和医院内科教授、北京协和医学院生物化学系系主任、北京同仁医院院长，这是刘士豪的 3 个最主要的职务。出众的能力，极高的威望，饱满的热情，使他在这 3 个重要岗位上游刃有余。

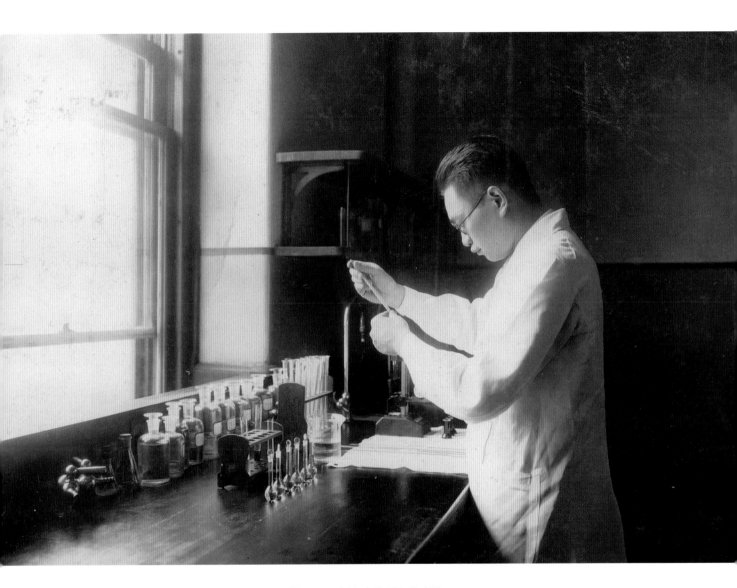

图 5-2　刘士豪教授在做实验

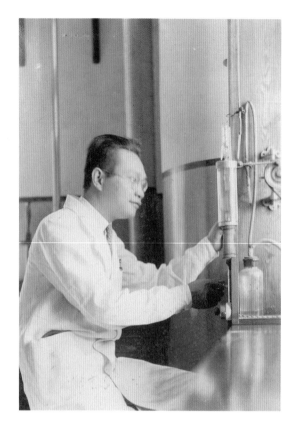

图 5－3　刘士豪教授在做实验

身兼数职，刘士豪在一个百废待兴的新时代里充分发挥着领导者的作用。

他在协和医院重新恢复了每周 1 次的临床病理讨论会（CPC），鼓励基础学科的工作人员也尽量参加，使基础与临床的人员交流更为频繁，讨论更为深入，凡参加者无不印象深刻。后来成为军事医学科学院院长的吴德昌院士回忆说，他从临床病理讨论会中学到了很多知识和方法。他还提及：刘士豪教授的威望极高，以至于当时从美国回来不久的张学德教授（协和 1940 届毕业生，获文海奖）因为在 CPC 的表现出色被称为"小刘士豪"。在同仁医院，他也开始指导病房开展代谢研究工作。1956 年，"甘草对阿狄森病的疗效"在《中华医学杂志》发表，这是刘士豪教授在同仁医院和协和医院研究工作的一个侧面的反映。

刘士豪在生化系开展的研究，追踪着内分泌基础研究的重要方向，而目标则是着眼于临床。20 世纪上半叶，多种激素的分子结构被阐明，许多激素的作用机制越来越清晰，这样激素的测定方法将随着深入理解激素的本质而可能得到不断的改进，这样，内分泌学将从一个定性的学科逐渐地向一个定量的学科转化，人类对内分泌疾病的认识将出现量变到质变的飞跃。于是，激素及相关物质测定成为他这一阶段的重点，1957 年，他首次在国内建立起 24 小时尿 17 - 羟皮质类固醇的测定方法。然而，由于时局的变动，大量研究成果未能发表。从 1956 年吴德昌、魏文龄、刘士豪发表于《营养学报》的《微量血清碱性磷酸酶测定方法的研究》一文可以了解到当时刘士豪教授的研究方向。

这一阶段，刘士豪还写出了一部影响深远的著作《生物化学和临床医学的联系》，1957 年由人民卫生出版社出版。这本书用现代生物化学、生理学的理论观点，探讨了钙磷代谢和骨质病，钠和钾代谢，糖尿病，水电解质平衡，蛋白质营养，垂体、甲状腺、肾上腺、卵巢等内分泌疾病的发病机理和治疗。这是他几十年理论和实践相结合的结晶，被视为基础与临床相结合的典范。当时，在北京协和医院和北京有些大医院的内科，几乎人手一册。研究基础理论的人读后，知道如何用理论指导临床实践；临床医师读后，对诊断、治疗疾病，有了更可靠的依据。1960 年代中期，人民卫生出版社应广大医务工作者的要求，准备将此书再版，但因"文化大革命"开始而未果。

这一阶段，刘士豪曾任北京市第二至第五届人大代表，第四届全国政协委员。1956 年加入农工民主党。

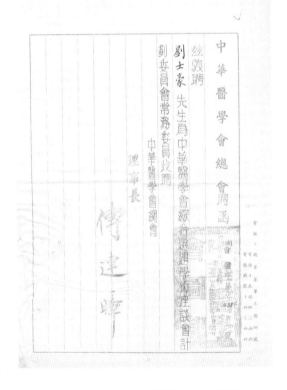

图 5 - 4　1953 年中华医学会给刘士豪
教授的聘书

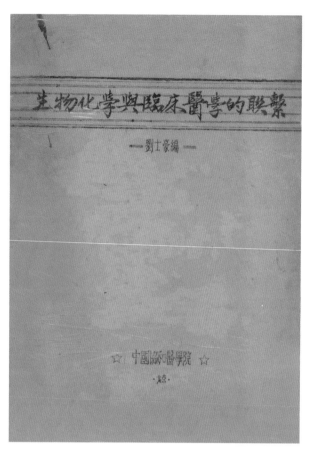

图 5 –5   《生物化学和临床医学的联系》油印本

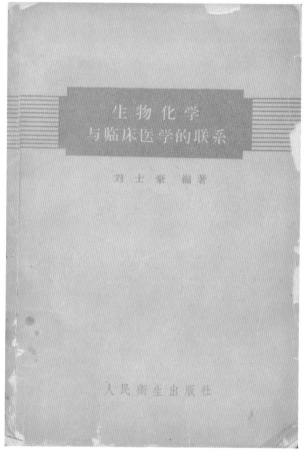

图 5 –6   《生物化学和临床医学的联系》人卫版

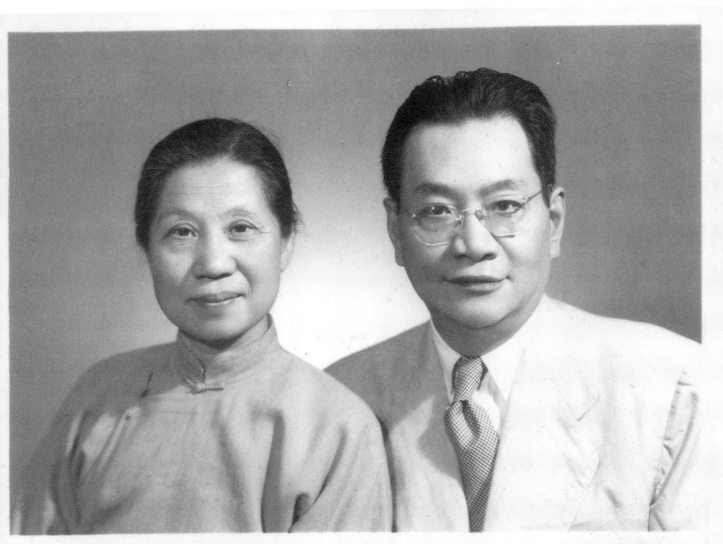

图 5 – 7 刘士豪夫妇结婚 25 周年纪念

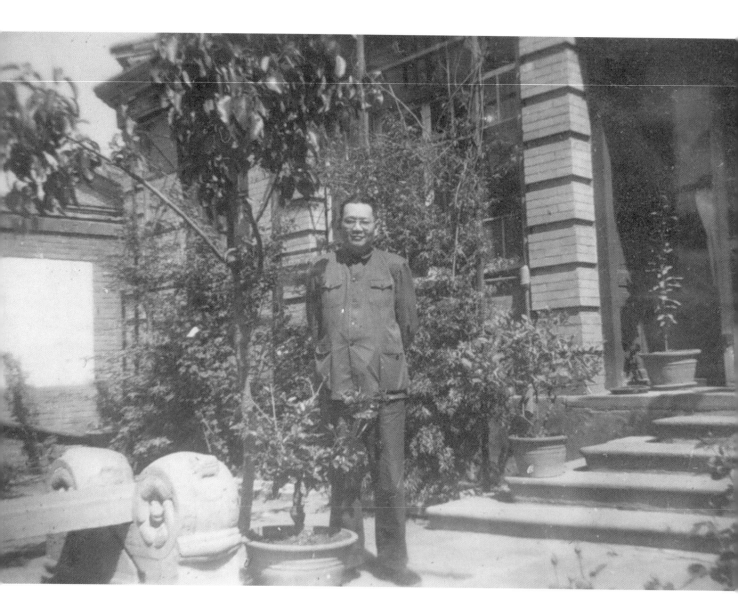

图 5 - 8　刘士豪教授在史家胡同 19 号院的住宅中

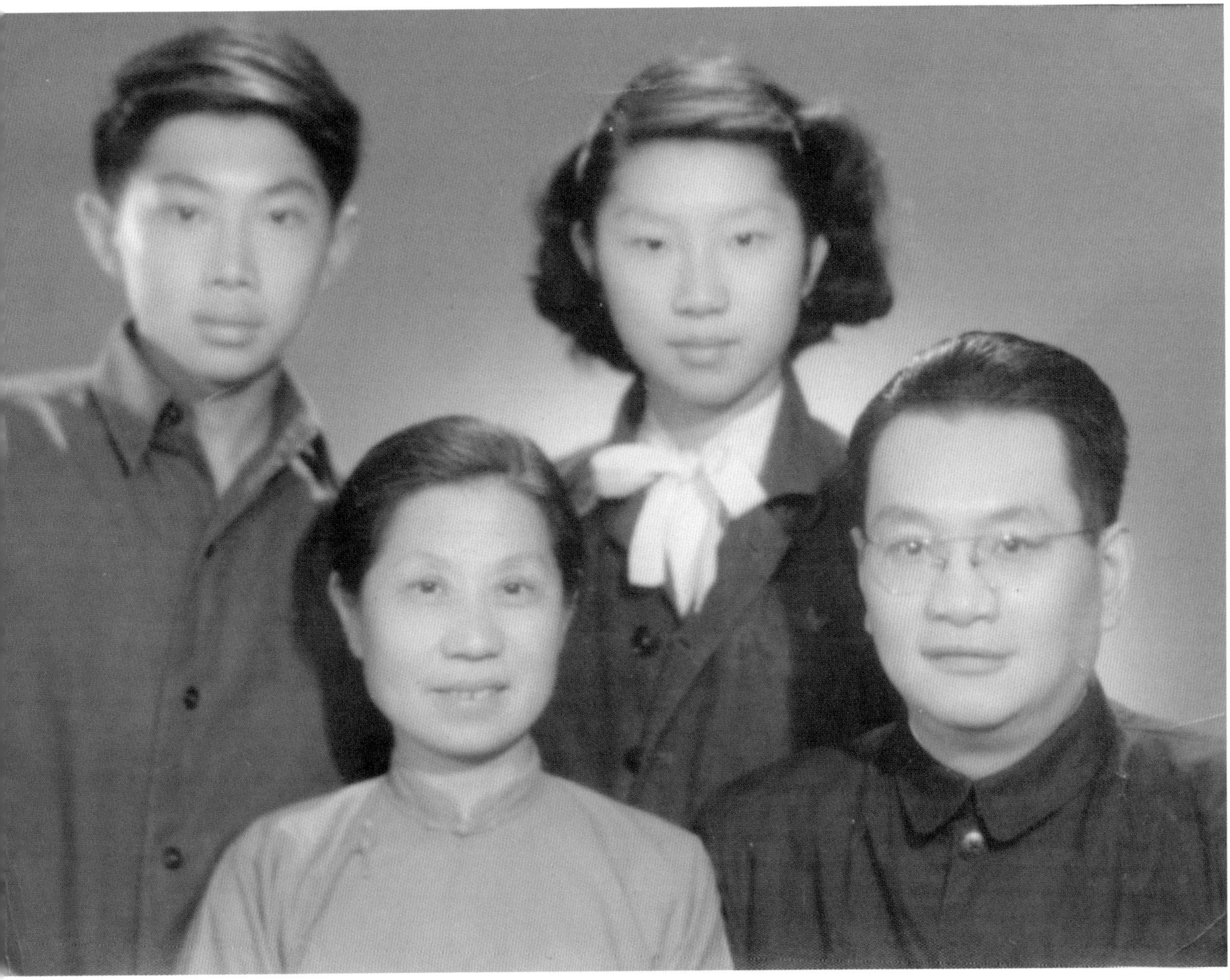

图 5-9 刘士豪教授与家人

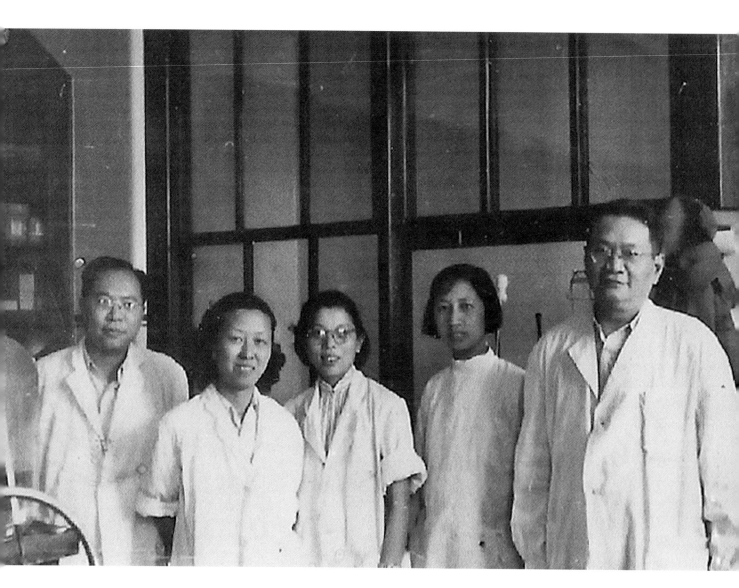

图 5-10 20 世纪 50 年代，系主任刘士豪和副主任梁植权在生化系（3 号楼）

（右起：刘士豪、倪霞琴、方慈祺、王克勤、梁植权）

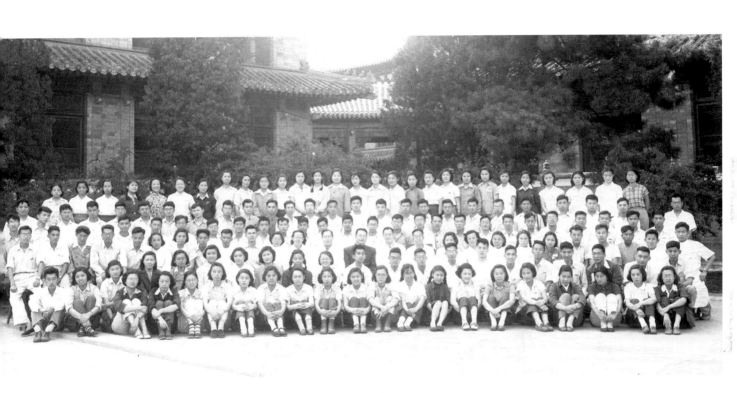

图 5 –11　1953 年 "文革" 前 PUMC 最后一届医本科生及进修班学员与生化系工作人员合影（第三排中）

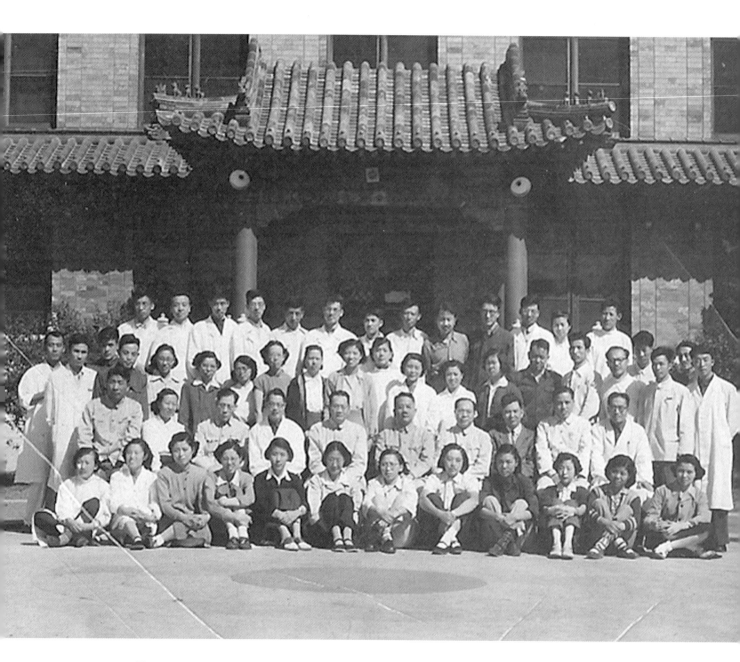

图 5 - 12　1957 年 9 月 20 日，协和生化系与中央卫生实验院生化室合并后合影（第二排左五）

第六章　筚路蓝缕

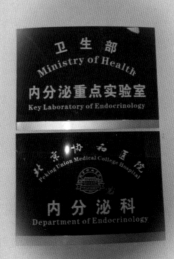

1958 年夏，在多方努力下，刘士豪得到一个期盼已久的好消息，卫生部同意组建我国第一个内分泌专科。此前，为集中精力进行内分泌相关研究和避免其他矛盾，他已于 1957 年 9 月起不再担任北京同仁医院院长。这一次，他带领生化系中研究内分泌激素测定的一组包括池芝盛、许建生、杨德馨等，和协和医院内科中金自琴、史轶蘩、白耀等临床医生，在原德国医院的原址上集中全力建立内分泌专科，目标是建立内分泌研究所。然而好景不长，仅仅两个月后，卫生

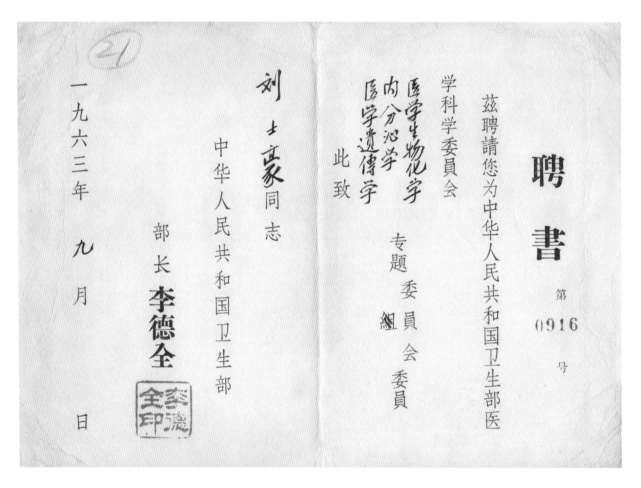

图 6-1　刘士豪被聘为卫生部医学科学委员会委员

部一纸命令将他们全部调回协和内科工作，原德国医院改为干部医院。然而刘士豪教授并没有灰心，带领这组人员继续进行临床与研究工作。到 1962 年，北京协和医院内分泌科已经发展成为拥有实验室和多个研究组的全面发展的专科，刘士豪教授又从内科选入孟迅吾、潘孝仁等临床医生，并开办了内分泌高级研修班，对培养全国的内分泌骨干人才发挥了重要作用，著名内分泌学家伍汉文、时钟孚、潘长玉等均在这一阶段得到过刘士豪教授指导。

这一阶段，刘士豪教授的教学才能发挥得淋漓尽致。他博学深邃，才思敏锐，登上讲台讲起课来，慢条斯理，出口成章。他能在十几二十几分钟内，把非常复杂深奥的生物化学理论问题，讲得深入浅出，一清二楚。他还善于根据自己临床及科研中的新发现及国内外新动向，不断补充新的内容。年年讲生物化学，年年有新意。那时候，北京协和医学院名教授讲课，医学院助教、讲师，北京协和医院住院医师、主治医师都去听课。每逢刘士豪讲课，教室里总是济济一堂。

北京协和医学院除课堂教学外，十分重视临床实践。临床医师带着学生巡诊，边看边教。刘士豪在巡诊教

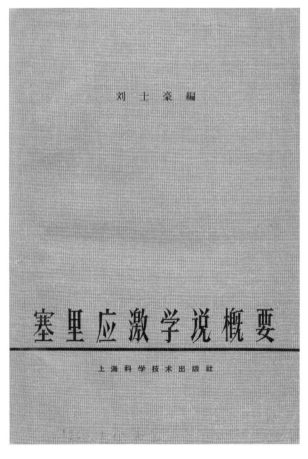

刘 士 豪 编

塞里应激学说概要

上海科学技术出版社

图 6-2　刘士豪编《塞里应激学说概要》；刘士豪首先提出将"stress"翻译为"应激"

学中，既严肃认真，又谦恭温和。刘士豪还经常组织科室全体成员和进修人员进行学术交流，每周轮流由一人报告内分泌学的文献资料和本人的研究成果。会上他自己也介绍内分泌各方面的新进展，通过互相交流，达到共同提高。刘士豪以自己严谨的作风为年轻一代树立了典范。对学生，他既严格要求，又悉心指导。要求研究生在较短的时间内能阅读外文医学杂志，用英文撰写论文；临床实习生要用英文写大病历，用英语提问和讨论问题。审查他们的论文、批改作业，总是逐字逐句地改，一丝不苟，从不吝惜自己的时间，因而

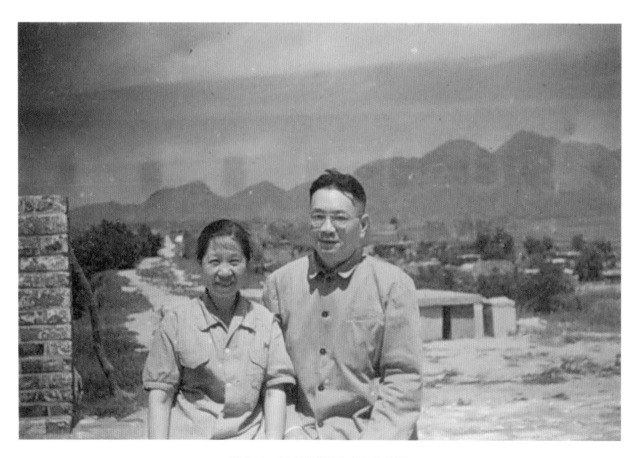

图6-3 刘士豪和王意贞在北戴河

刘士豪深受大家的尊敬和爱戴，大家都称赞他是一位热忱、严格、诲人不倦的好师长。他殷切期望年轻人迅速成长起来，曾对进修生说："我是世纪同龄人，已是年愈花甲了，内分泌工作的发展，要靠你们这些年富力强的人努力啦！"

他在巡诊教学中，把课堂知识和临床实践紧密结合起来，把枯燥乏味的医学科学理论讲活、讲透，同时教会学生分析思考问题的方法。由于刘士豪教授执教认真，治学严谨，他早年的许多学生，现在都成为中国内科或内分泌科的学科带头人。

刘士豪在这一阶段科研的最突出成果为胰岛素放射免疫测定法的建立。在美国科学家耶洛（R. Yalow）等于1960年率先发明了放射免疫测定法并精确测定胰岛素水平以后，刘士豪立即意识到这一方法将对内分泌学产生革命性的影响，大多数激素将可能得到精确测定，内分泌疾病的诊断和治疗将进入一个新的阶段。于是，刘士豪立即着手重点攻关这一项目，于1962年招收陈智周作为研究生，由核医学专家王世真和免疫学专家谢少文共同辅导，克服了重重困难，于1965年终获成功。

1964年，在放免法测定进展较为顺利的情况下，刘士豪开始进行首钢的糖尿病人群研究。这一研究，被视为是我国糖尿病流行病学研究的开山之作。在当时糖尿病发病率非常低的情况下就开始考虑这一问题，反映出刘士豪教授对临床研究的高瞻远瞩。当时，池芝盛、史轶蘩、潘孝仁等临床医生都在首钢进行糖尿病的临床筛查，而实验室研究人员则努力改进相关检查，使筛查变得更为有效率。孙梅励教授至今还记得当初刘士豪教授指导她制作"尿糖片"的经历。然而，这段本该载入史册的研究却因为"文化大革命"的到来毁于一旦。但它在培养人才方面所留下的影响却是不可磨灭的。二十余年后，潘孝仁教授担任中日友好医院内分泌科主任拟开展大庆研究时，还曾经回到协和，希望能够找到当年首钢研究的资料，可惜"造反派"早已将这些宝贵的资料付之一炬。

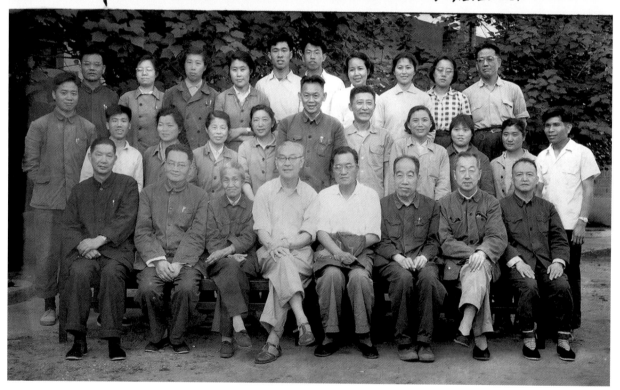

图 6-5 医科院农村巡回医疗队在湖南湘阴合影

（前排左起：李洪迥，刘士豪，林巧稚，黄家驷，张之强，李全城，吴英恺，冯应琨；二排左六：周华康；三排右一：曾宪九；三排左二：张承芬）

第七章　鞠躬尽瘁

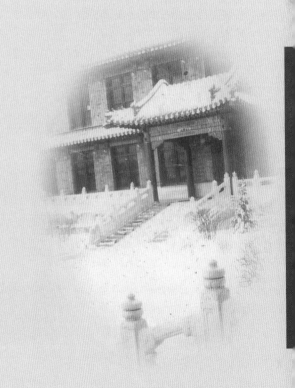

史无前例的"文化大革命"开始了。

作为"美帝国主义"学校培养的白专典型，刘士豪自然逃脱不了成为"阶级敌人"的厄运。关牛棚，带高帽，扫厕所……无一幸免。然而刘士豪只要有一线机会，就设法替病人解决问题，直至他生命的最后一刻。

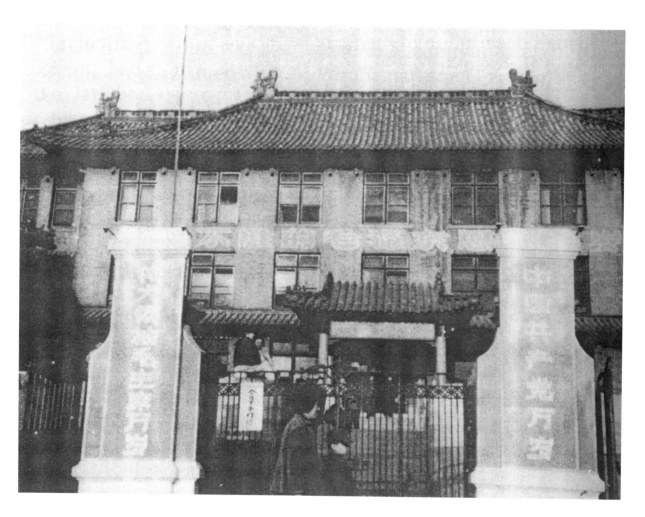

图7-1 "文革"中的协和

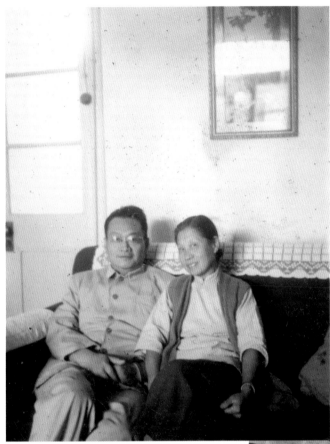

图 7-2 晚年刘士豪王意贞夫妇

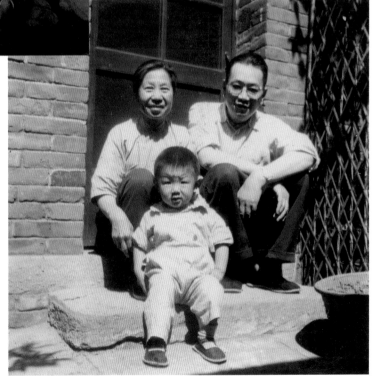

图 7-3 刘士豪夫妇和外孙

1968 年春天，一位来自东北的母亲带着孩子到北京看病。孩子身材矮小，四肢很短，眼球突出，下颌尖削。游览动物园时，人们把他当"狗熊"围观。母亲痛苦地带着孩子到协和医院看病，恳求医生诊治。内科老专家对孩子的母亲说："刘士豪大夫对这类病经验丰富，你可以想办法找他看。"当时，刘士豪在医院被管制劳动，这位母亲在医院大楼里有幸遇到刘士豪的一位研究生，告诉她说："你明天早上 8 点钟，到协和医科大学厕所里，准能找到他。"那位母亲遵嘱找到了正在打扫厕所的刘大夫。母亲说明来意后，刘

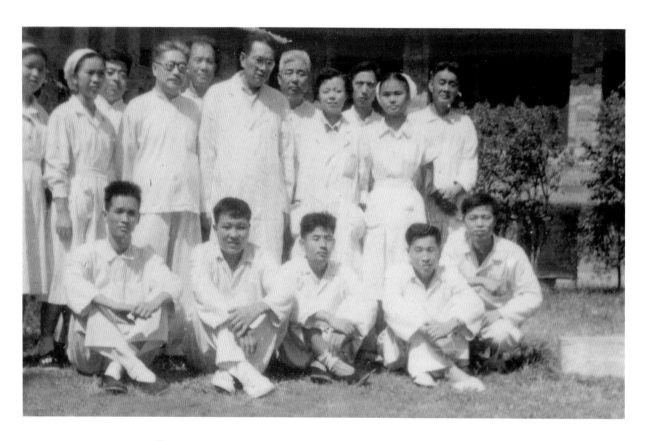

图 7-4 刘士豪教授与病人（后排右四为孟迅吾，右六为刘士豪）

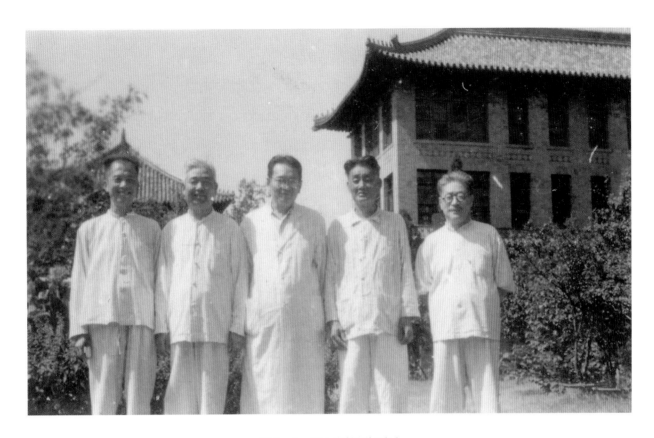

图 7-5 刘士豪教授与病人

士豪立即给孩子做了检查，然后在便条上写上"查粘多糖"，交给母亲，并嘱咐她带孩子到门诊看病，请大夫开一张查粘多糖的化验单，到血液组去化验，还再三叮嘱母亲"不要告诉任何人，是刘士豪看的病。"然后心情沉重地目送病人离去。化验结果表明，孩子确实患的是粘多糖增多引起的粘多糖沉积症，这是一种十分罕见的遗传性代谢性疾病。

1974 年初，"四人帮"借"批林批孔"又一次发难，刘士豪教授又处在岌岌可危的险境，他的学生陈智周到他家中看望他，他非常兴奋地说："我的处境暂时不允许我再搞科研工作了，你现在有这样好的条件，一定要发愤努力为医学科学献身！我会尽我所能帮助你的。"

1974年5月19日下午，他要到北京协和医院参加会诊，这天，他心慌腿沉，挪步艰难。家里人劝他请病假，但他坚持与会。四点半钟会诊完毕，他拖着疲惫不堪的身子往家走，路上还绕道诊视一位肺气肿患者。正当患者向他诉说病情的时候，他的一条腿开始不停地抽搐。人们想扶他起来，可是他怎么也站不起来了。这位肺气肿患者是刘士豪诊疗的最后一个患者。6月2日，刘士豪病逝于北京。

时隔四年之后，1978年，刘士豪教授得到平反。文件指出："刘士豪同志是受林彪、'四人帮'反革命修正主义路线迫害致死的。过去强加给他的一切罪名和诬蔑不实之词都应予以推倒。院党委决定：为刘士豪同志平反昭雪，恢复名誉。"

1978年11月18日，刘士豪教授追悼会在八宝山革命公墓礼堂举行。张孝骞来了，黄家驷来了，许许多多的同事和学生来了……全国政协、统战部、中华医学会都献上了花圈，悼念这位功勋卓著却又蒙冤多年的医学奇才。

1985年，有关刘士豪的结论再次被修正，刘士豪教授终于恢复了名誉。

刘士豪教授长眠于万安公墓……

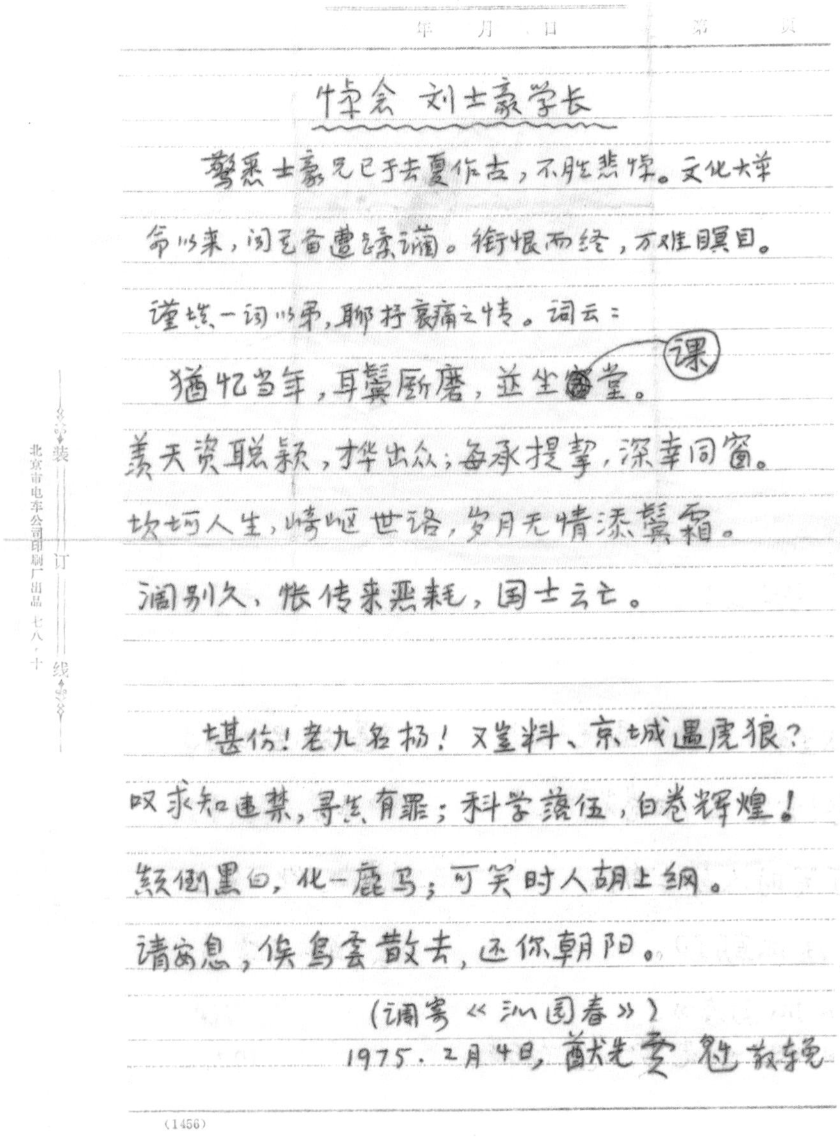

悼念 刘士豪学长

惊悉士豪兄已于去夏作古，不胜悲悼。文化大革命以来，闻亦曾遭受诬谤。衔恨而终，万难瞑目。

谨填一词以吊，聊抒哀痛之情。词云：

猶忆当年，耳鬓厮磨，并生课堂。

羡天资聪颖，才华出众；每承提挈，深幸同窗。

坎坷人生，崎岖世路，岁月无情添鬓霜。

濶别久，怅传来恶耗，国士云亡。

堪伤！老九名扬！又岂料、京城遇虎狼？

叹求知遭禁，寻觅有罪；科学殿伍，白卷辉煌！

颠倒黑白，化一鹿马；可笑时人胡上纲。

请安息，俟鸟云散去，还你朝阳。

（调寄《沁园春》）
1975. 2月4日，贾魁光旻 敬挽

图 7-6　协和 1926 届毕业生贾魁悼词

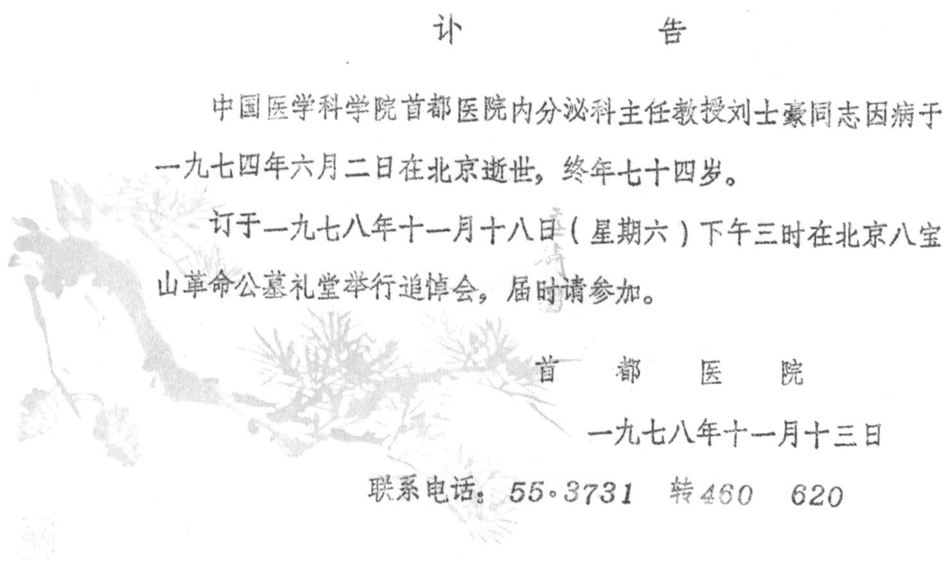

讣　　　告

中国医学科学院首都医院内分泌科主任教授刘士豪同志因病于一九七四年六月二日在北京逝世，终年七十四岁。

订于一九七八年十一月十八日（星期六）下午三时在北京八宝山革命公墓礼堂举行追悼会，届时请参加。

首　都　医　院

一九七八年十一月十三日

联系电话：55。3731　转460　620

图7-7　追悼会通知

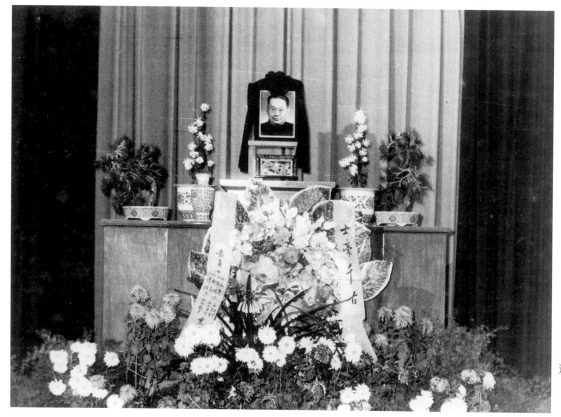

图7-8　刘士豪教授
追悼会现场

关于为刘士豪同志平反昭雪的决定

刘士豪同志，男，1900年生，湖北武昌人，1951年参加革命工作。农工民主党党员。原任首都医院内分泌科主任，中国医科大学教授，北京市第二、三、四、五届人民代表，第四届全国政协委员，中华医学会常务理事等职。

在文化大革命中，刘士豪同志受林彪、"四人帮""怀疑一切，打倒一切"的反动路线迫害，被诬陷为"杀人犯""反动学术权威"，进行批斗，隔离审查，长期监督劳动，使他政治上受到诬陷，精神和身体遭受严重摧残。不幸于1974年6月病故。

刘士豪同志参加革命工作后，在党的领导教育下，政治觉悟不断提高，他拥护党的领导，热爱社会主义祖国。在医疗、科研、教学工作中，积极努力，有较高的学术成就。是国内外知名的老科学家，为人民作了不少有益的工作，为发展我国的生物化学、内分泌学作出了贡献。

刘士豪同志是受林彪、"四人帮"反革命修正主义路线迫害致死的。过去强加给他的一切罪名和诬蔑不实之词都应予以推倒。院党委决定：为刘士豪同志平反昭雪，恢复名誉。

中共首都医院委员会
1978年10月12日

图7－9　刘士豪教授获第一次平反的证明

中国医学科学院首都医院

签　发：王荣金
84首保字第21号

关于刘士豪同志内定为右派再次改正结论

中共中国医学科学院委员会：

根据中共中央1978年第55号文件精神及中央1957年关于划分右派的标准，经复查，原内定刘士豪同志为右派分子属于错定，已于1979年1月9日经中共卫生部党组（79）卫党字第5号批复予以改正。

根据中共中央统战部（83）第368号文件精神，原1979年复查结论作废。彻底恢复刘士豪同志的政治名誉。但原结论中，个别词句不妥，应予撤销。以此复查结论存入档案。

中共首都医院委员会
1984年9月12日

家属意见：
同意：刘永芳
1984年12月21日

图7－10　刘士豪教授获第二次平反的证明

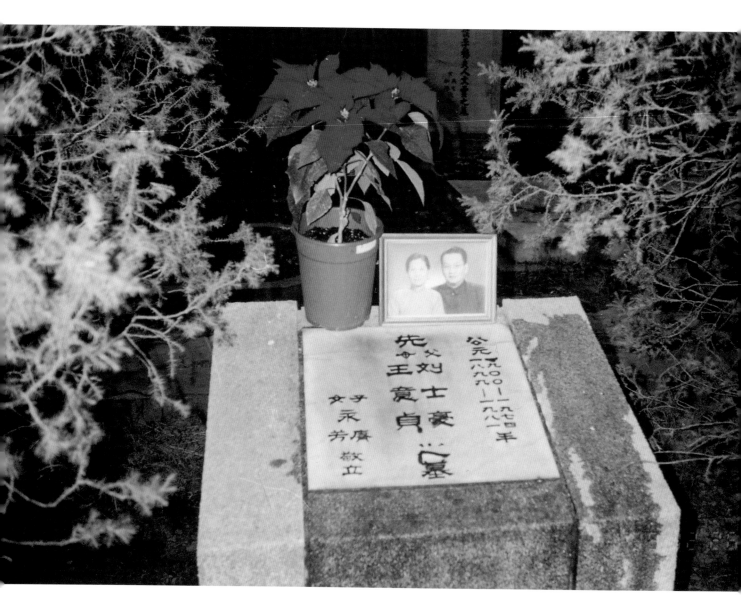

图 7 – 11　刘士豪墓

第八章　山高水长

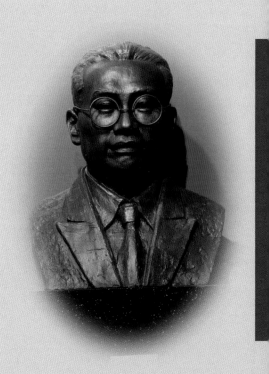

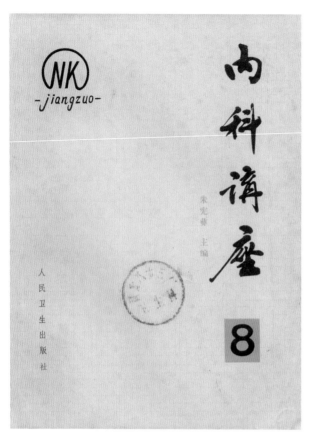

图 8-1 朱宪彝《内科讲座》第 8 卷

刘士豪教授作为我国的内分泌学奠基人，半生坎坷，精神长存⋯⋯

1982 年，朱宪彝教授在《内科讲座》第 8 卷的扉页上写下："纪念中国内科学代谢疾病和内分泌专业先驱、前中国医学科学院首都医院内分泌学科主任刘士豪教授"。

1984 年，朱宪彝教授在《中华医学

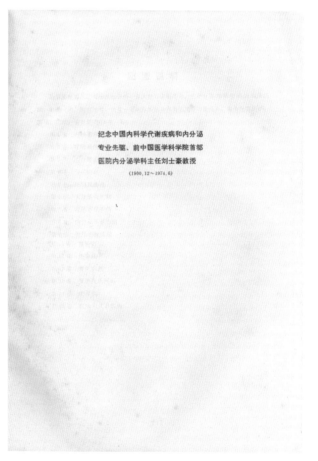

图 8-2 《内科讲座》第 8 卷扉页

杂志》英文版上发表了完成于 1941 年的最后一项完整工作："*The effect of a single massive dose of vitamin D（D2 or D3），on calcium，phosphorus and nitrogen metabolism in osteomalacia*"一文，署名朱宪彝、刘士豪。

Chinese Medical Journal, 97(4):295-306, 1984.

THE EFFECT OF A SINGLE MASSIVE DOSE OF VITAMIN D (D$_2$ OR D$_3$), ON CALCIUM, PHOSPHORUS AND NITROGEN METABOLISM IN OSTEOMALACIA

Zhu Xian-yi (Ssien-I Chu) 朱宪彝

Tianjin Medical College, Tianjin

Liu Shi-huo (SH Liu) 刘士豪 *

Peking Union Medical College (PUMC), Beijing

The effect of a single massive dose of vitamin D on the calcium, phosphorus and nitrogen balance, and the serum calcium, inorganic phosphate and alkaline phosphatase in seven woman patients with osteomalacia was studied. Vitamin D$_2$ in the form of concentrated vigantol and vitamin D$_3$ in the form of concentrated delsterol (both E. Merck) were administered either orally or intramuscularly, in doses of either 1,000,000 iu (oral) or 600,000 iu (im). Continuous calcium, phosphorus and nitrogen balance observation was made for extended periods varying from 14 to 57 experimental periods of four days each.

The result of investigation showed that there was no difference between vitamin D$_2$ and Vitamin D$_3$. Oral administration and intramuscular injection also made no difference. Conversion of a negative or a minimal positive calcium balance to a distinctly increased positive calcium balance usually occurred in 8 to 16, mostly in 8 days, after initiation of vitamin D therapy. A good positive calcium and phosphorus balance was maintained for at least one year in the cases where the observation was extended.

Review of our earlier work on the effect of ordinary dose (6,000-12,000 iu daily for a limited period of 16 days) of vitamin D$_2$ on the calcium and phosphorus balance in osteomalacia showed similar findings in the appearance of increased positive calcium balance and the achievement of maximal positive calcium balance after initiation of vitamin D therapy. But we did not see the complete course of events of vitamin D treatment. We are, however, inclined to estimate that it would probably last several months or

* Deceased.

longer. Experiments with the minimal dose of vitamin D (diluted vigantol 500 iu or three or six eggs daily for 16 days at least) showed that the therapeutic effect was distinct but self-limited.

No effect of vitamin D$_2$ 12,000 iu daily for 16 or 32 days could be observed on the calcium and phosphorus balance in 12 young healthy men and women.

From 1932 to 1941, we made a considerable amount of clinical investigations and had published a series of papers dealing with the effect of vitamin D on the calcium, phosphorus and nitrogen metabolism in osteomalacia or adult rickets due to calcium and vitamin D deficiency which was fairly common in North China.[1-12] In most of our cases, we employed an ordinary daily therapeutic dose 6,000-12,000 iu) of vitamin D$_2$ in the form of vigantol for a limited period of 12-16 days and it was demonstrated that the favorable effect on the calcium and phosporus metabolism in osteomalacia was a long lasting one extending over several months after the medication was stopped. On the other hand, the effect of minimal dose of vitamin D from dietary source as well as medicinal, was found to be slight but definite and transient.[9] It is interesting to note that in our study of 12 healthy young house officers (6 males and 6 females), vitamin D$_2$ 12,000 iu daily for 16 to 32 days produced no discernible effect on their calcium and phosphorus metabolism[13] We propose therein to report and compare the ef-

— 295 —

图 8 – 3　刘士豪和朱宪彝合作的最后一篇钙磷代谢论文

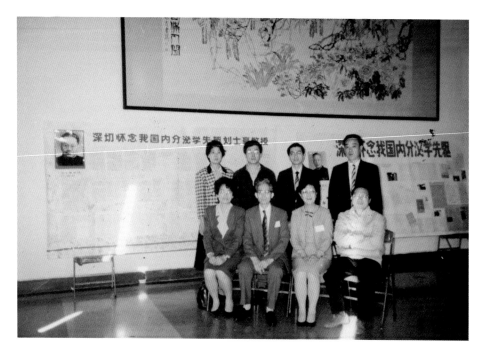

图 8 – 4 中华医学会内分泌学分会南京年会举办纪念刘士豪教授活动（前排左起：曾正陪，周学瀛，史轶繁，陆召麟；后排左起：张洁萍，朱显峰，金自孟，关炳江）

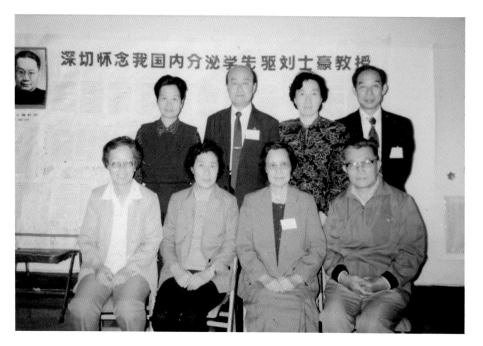

图 8 – 5 中华医学会内分泌学分会南京年会举办纪念刘士豪教授活动（前排左起：吴纬，颜纯，梁荩忠，富朴云；后排左起：林丽香，吴静波，潘长玉，欧阳安）

现代临床医学丛书

协和内分泌和代谢学

史轶蘩 主编

科学出版社

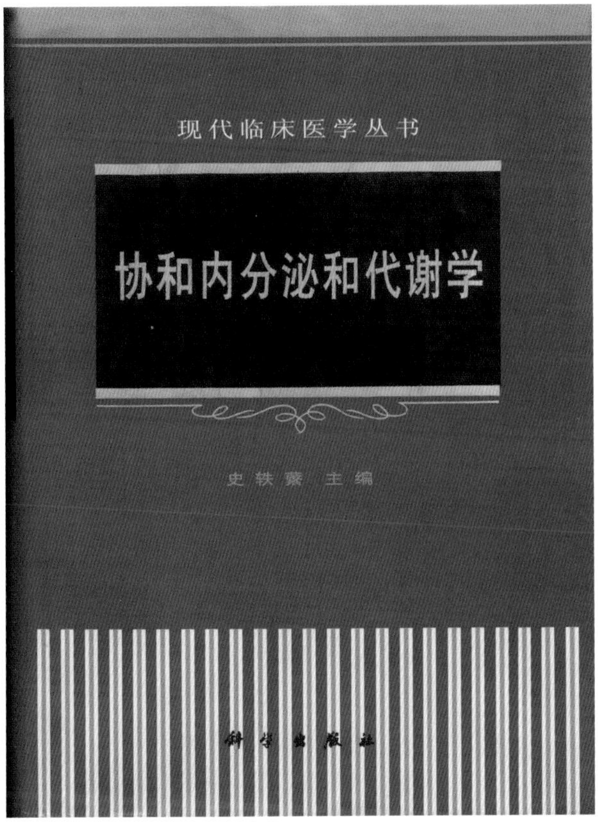

图8-6　史轶蘩院士主编《协和内分泌和代谢学》

1990年，中华医学会内分泌学分会在南京召开全国年会期间专门为刘士豪教授举办了纪念活动。

1999年，史轶蘩院士主编《协和内分泌和代谢学》，扉页上写着"谨以此书献给内分泌和代谢学的先驱和奠基者刘士豪教授"。

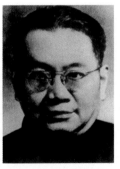

(1900~1974)

谨以此书献给我国内分泌和代谢学
的先驱及奠基者刘士豪教授

北京协和医院内分泌科全体
一九九九年八月

图8-7　《协和内分泌和代谢学》扉页

2009 年，北京协和医院建院 88 周年之际，编写了《协和永远不会忘记您》，刘士豪教授赫然在列。

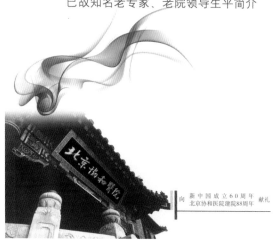

已故知名老专家、老院领导生平简介

向 新中国成立 60 周年 献礼
北京协和医院建院88周年

图 8 - 8 《协和永远不会忘记您》

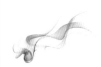

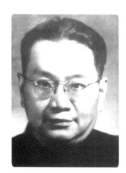

刘士豪

（1900—1974）

湖北武昌人，著名内分泌学家、临床医学家和生物化学家，中国内分泌学科奠基人，北京协和医院内分泌科主任、一级教授。

1925年毕业于北京协和医学院，获医学博士学位，文海奖学金。学术上最突出的贡献是钙磷代谢的深入研究，发表多篇重要论文，被国际内分泌学界权威誉为"协和的研究构成了世界上有关人类维生素D缺乏的代谢研究及其治疗的整个知识库"。迄今为历史性和经典性医学文献，对北京协和医院和中国内分泌学的学科建设倾注了毕生心血，30年代在协和医院建立了世界一流的代谢实验室和代谢病房。50年代中率先创建了各种内分泌激素测定及功能检测方法。60年代建立协和内分泌科，形成了垂体、肾上腺、甲状腺、糖尿病、钙磷代谢、生化、生理、组织化学、放射免疫等各个亚专业方向。对生物化学与临床医学的联系进行深入研究和精辟阐述，影响深远。

曾任北京协和医学院生物化学系主任，同仁医院院长，第四届全国政协委员。

图 8 - 9 《协和永远不会忘记您》书中有关刘士豪教授介绍

协和永远不会忘记您，刘士豪教授！

刘士豪教授创建的北京协和医院内分泌科，1988 年成为卫生部内分泌重点实验室。

刘士豪教授曾经领导的北京协和医学院生物化学系，1991 年成为国家分子生物学重点实验室。

刘士豪教授开创的骨代谢研究，在半个多世纪以后被协和人继承发扬……

刘士豪教授开创的垂体和性腺研究，在 20 世纪 90 年代屡次获奖……

刘士豪教授未完成的首钢糖尿病人群研究，在 20 世纪 80 年代促成了池芝盛教授领导的酒仙桥研究和潘孝仁教授领导的大庆研究……

刘士豪教授报道我国首例的胰岛素瘤研究，已经成为内分泌科、胰腺外科、消化内科、放射科、病理科等研究的重点……

云山苍苍，江水泱泱。先生之风，山高水长……

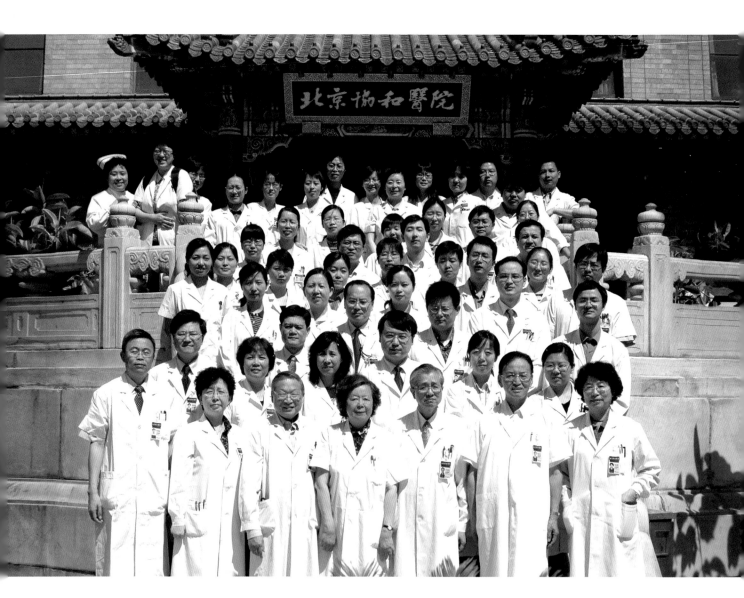

图 8 – 10　内分泌科集体照

附 录

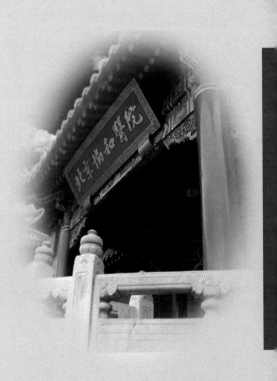

刘士豪教授论文目录

1924

Liu SH. The influence of cod liver oil on the Calcium and Phosphorus metabolism in tetany. Chin Med J 1924；38：793

1925

Liu SH, Chang HC. Hypoglycemia，report of a case unassociated with insulin administration. Arch Int Med 1925；36：146

1926

Liu SH，Gault AS. Acute mercuric chloride poisoning with report of a case. Nat Med J China 1926；12：927

Liu SH Parathyroid Hormone：A review of recent literature. Nat Med J China 1926，12：349.

1927

Horvath AA，Liu SH. The effect of soy－bean sauce on blood sugar and phosphorus. Japan Med World 1927，7：71

Liu SH，Mills CA.. The effect of insulin on blood cholesterol，fat and sugar in nephrosis. Proc Soc Exp Biol & Med 1927，24，191

Liu SH. The partition of serum calcium into diffusible and non－diffusible portions. Chin J Physiol 1927，1：331

Liu SH. The effect of thyroid medication in nephrosis. Arch Int Med 1927，40：73

1928

Hsieh CK, Liu SH. Cholecystography. Nat Med J China 1928，14：382

Liu SH. A COMPARATIVE STUDY OF THE EFFECTS OF VARIOUS TREATMENTS ON THE CALCIUM AND PHOSPHORUS METABOLISM IN TETANY：I. Chronic Juvenile Tetany. J Clin Invest. 1928，5：259－76.

Liu SH. A COMPARATIVE STUDY OF THE EFFECTS OF VARIOUS TREATMENTS ON THE CALCIUM AND PHOSPHORUS METABOLISM IN TETANY：II. Chronic Adult Idiopathic Tetany. J Clin Invest. 1928，5：277－84.

Liu SH. Plasma acid – base equilibrium in malaria. Chinese J Physiol. , 1928, 2,

Ling SM, Liu SH. Studies on plasma lipoids. I. Fatty acids of blood plasma in diabetes and nephrosis. Chinese J. Physiol. , 1928, 2: 157.

Liu SH. Tissue fibrinogen in the treatment of hemorrhage. Nat Med J China 1928; 14: 283

1929

Liu SH. The phenoltetrachlorphthalein as an aid in the diagnosis of liver diseases. Nat Med J China 1929; 15: 1

Liu SII, Chu FT. Sex, age, and seasonal distribution of tetany of orphanage in Peking. Am J Med Sci 1929; 177: 599

Sendroy J, Liu SH, Van Slyke DD. The gasometric determination of the relative affinity constant for carbon monoxide and oxygen in whole blood at 38℃. Am J Physiol. 1929, 90: 511

1930

Sendroy J, Liu SH. Gasometric determination of oxygen and carbon monoxide in blood. J. Biol. Chem. 1930, 89: 133.

1931

Liu SH, Hastings AB. Acid – base paths in human subjects. Proc Soc Exp Biol & Med 1931, 28: 781

Liu SH, Chu HI, Wang SH, et al. Nutritional edema I. The effects of level and quality of protein intake on nitrogen balance, plasma proteins and edema. Proc Soc Exp Biol & Med 1931, 29: 250

Liu SH, Chu HI, Wang SH et al. Nutritional edema II. The effects of alkali and acids on nitrogen balance, plasma proteins and edema. Proc Soc Exp Biol & Med 1931, 29: 252

1932

Liu SH, Chu HI, Wang SH et al. Nutritional edema I. The effects of level and quality of protein intake on nitrogen balance, plasma proteins and edema. Chin J Physiol 1932, 6: 73 – 94:

Liu SH, Chu HI, Wang SH et al. Nutritional edema II. The effects of alkali and acids on nitrogen balance, plasma proteins and edema. Chin J Physiol 1932, 6: 95 – 106

Van Slyke DD, Sendroy J, Liu SH. MANOMETRIC ANALYSIS OF GAS MIXTURES: II. CARBON DIOXIDE BY THE ISOLATION METHOD. J Biol Chem 1932, 95: 531 – 546.

Van Slyke DD, Sendroy J, Liu SH. MANOMETRIC ANALYSIS OF GAS MIXTURES: III. MANOMETRIC DETERMINATION OF CARBON DIOXIDE TENSION AND pHs OF BLOOD. J Biol Chem 1932, 95: 547 – 568.

1933

Liu SH, Chu HI, et al. An optimal diet in promoting nitrogen gain in nephrosis. Proc Soc Exp Biol & Med 1933, 30: 986

Liu SH, Wang SH, Fan C. Acidocis in cholera. I. Path of displacement of serum acid base equilibrium. Proc Soc Exp Biol & Med 1933, 30: 417

Liu SH, Fan C, Wang SH. Acidocis in cholera. II. Changes in serum electrolytes. Proc Soc Exp Biol & Med 1933, 30: 419

1934

Hannon RR, Liu SH, Chu HI, Wang SH. Calcium and phosphorus metabolism in osteomalacia. I. The effect of vitamin D and its apparent duration. Chin Med J 1934; 48: 623 – 636

1935

Liu SH, Chu HI. AN OPTIMAL DIET IN PROMOTING NITROGEN GAIN IN NEPHROSIS. J Clin Invest. 1935, 14: 293 – 303.

Liu SH, Hannon RR, Chu HI, Chen KC, Chou SK, Wang SH Calcium and phosphorus metabolism in osteomalacia. II. Further studies on the response to vitamin D of patients with osteomalacia. Chin Med J 1935, 49: 1 – 21

Liu SH, Hannon RR, Chou SK, Chen KC, Chu HI, Wang SH. Calcium and phosphorus metabolism in osteomalacia. III. The effects of varying levels and ratios of intake of calcium to phosphorus on their serum levels, paths of excretion and balances. Chin J Physiol 1935, 9: 101 – 118

1936

Chu HI, Chou SK, Chen KC, Wang SH, Liu SH, Hannon RR. Calcium and phosphorus metabolism in osteomalacia. IV. Report of an unusual case in a male with acute parathormone poisoning. Chinese Med J 1936, 50: 1 – 16

Chou SK, Chen KC, Liu SH, Fang SS. Serum electrolytes and mineral metabolism in a case of Addison's disease with observations on the use of suprarenal cortical extract (eschatin). Chin Med J 1936, 50: 1013.

Liu SH, Loucks HH, Chou SK, Chen KC. ADENOMA OF PANCREATIC ISLET CELLS WITH HYPOGLYCEMIA AND HYPERINSULINISM: Report of a Case with Studies on Blood Sugar and Metabolism before and after Operative Removal of Tumor. J Clin

Invest. 1936, 15: 249 –60.

1937

Liu SH, Su CC, Chou SK, Chu HI, Wang CW, Chang KP. Calcium and phosphorus metabolism in osteomalacia. V. The effect of varying levels and ratios of calcium to phosphorus intake on their serum levels, paths of excretion and balances in the presence of continuous vitamin D therapy. J Clin Invest 1937, 16: 603 –611

Liu SH, Su CC, Wang CW, Chang KP. Calcium and phosphorus metabolism in osteomalacia. VI. The added drain of lactation and beneficial action of vitamin D. Chin J Physiol 1937, 11: 271 –294

Chou SK, Liu SH. Comparison of pituitary gonadotropic extract and prolan on ovarian and uterine response in immature rats. Proc Soc Exp Biol & Med 1937, 34: 228 – 234.

1938

Dodds EC, Liu SH, Noble RL. Water balance and blood changes following posterior pituitary extract administration. J Physiol. 1938, 94: 124 –35.

Liu SH, Noble RL. Renal insufficiency following intra – renal arterial injection of posterior pituitary pressor principles. J Physiol 1938, 93: 13P

1939

Liu SH. Pathological states produced by the administration of posterior pituitary pressor principal. Chin Med J 1939, 55: 448.

Liu SH, Noble RL. The effects of extracts of pregnant mare serum and human pregnancy urine on the reproductive system of hypophysectomized male rats I. J. Endocrinology, 1939, 1: 7 –14.

Liu SH, Noble RL. The effects of extracts of pregnant mare serum and human pregnancy urine on the reproductive system of hypophysectomized female rats II. J. Endocrinology, 1939, 1: 15 –21.

Snapper I, Liu SH, Chung HL, Yu TF. Sun HM. Hematuria, renal colic and acetyl – sulfapyridine stone formation following sulphapyridine administration. Chin Med J 1939, 56: 1.

Snapper I, Liu SH, Chung, HL, Yu TF. Anaemia from blood donation: A hematological and clinical study of 101 professional donors. Chin Med J 1939, 56: 403.

Snapper I, Liu SH, Ch'in KY. Liver degeneration following neo – arsphenamine and mapharsen treatment with some remarks on catarrhal jaundice and arsenioal jaundice and their relation to acute yellow atrophy. Chin Med J 1939, 56: 501.

1940

Liu SH, Chu HI, Su CC, Yu TF, Cheng TY. Calcium and phosphorus metabolism in osteomalacia. IX. Metabolic behavior of infants fed on breast milk from mothers showing various states of vitamin D nutrition. J Clin Invest, 1940, 19: 327 – 347

Chu HI, Liu SH, Yu TF, Hsu HC, Cheng TY, Chao HC. Calcium and phosphorus metabolism in osteomalacia. X. Further studies on vitamin D action: Early signs of depletion and effect of minimal doses. J Clin Invest, 1940, 19: 349 – 363

Chu HI, Liu SH, et al. The effect of vitamin C on the calcium: phosphorus and nitrogen metabolism in scurvy and osteomalacia, Chin J Physiol, 1940, 15: 101 – 118.

Liu SH, Ch' in KY, Chu HI, Pai HC. Osteamalacia: clinical, metabolic and pathologic studies of a case with parathyroid hyperplasia and right – sided cardiac hypertrophy from thoracic deformaities vitamin B$_1$ deficiency. Chin Med J 1940, 58: 141.

Liu SH. The role of vitamin D in the calcium and phosphorus metabolism in osteomalacia. Chin Med J 1940, 57: 101.

Liu SH, Chu HI, et al. Osteogenesis imperfecta I: Observation on the effect of vitamin C and D, and thyroid and pituitary preparation on the calcium, phosphorus, and nitrogen metabolism with a report on bome analysis, Chin Med J 1940, suppl 3: 515

Chu HI, Liu SH, Chen KC, et al. Osteogenesis imperfecta II: Observation on the effect of vitamin C and D, and thyroid and pituitary preparation on the calcium, phosphorus and nitrogen metabolism with a report on bome analysis. Chin Med J 1940, suppl 3: 539

Huang CH, Liu SH. Acute epidemic encephalitis of Japanese type: clinical report of six proven cases. Chin Med J 1940, 58: 427

1941

Liu SH, Chu HI, Hsu HC, Chao HC, Cheu SH. Calcium and phosphorus metabolism in osteomalacia. XI. The pathogenetic role of pregnancy and relative importance of calcium and vitamin D supply. J Clin Invest, 1941, 20: 255 – 271

Liu SH. Osteomalacia as a nutritional disease. Nutritional Notes, 1941, 11: 1.

Chu HI, Liu SH, Hsu HC, Chao HC, Cheu SH. Calcium, phosphorus, nitrogen and magnesium metabolism in normal young Chinese adults. Chinese Med. J. 1941, 59: 1 – 33.

Liu SH, Chu HI, Yu FT, et al. Anemia in vitamin C deficiency and its response to iron. Proc Soc Exp Biol & Med 1941, 46: 603.

Liu SH, Chu HI, Yu FT, et al. Water and electrolytes metabolism in diabetes insipitus. Proc Soc Exp Biol & Med 1941, 46: 682.

1942

Liu SH, Chu HI. TREATMENT OF RENAL OSTEODYSTROPHY WITH DIHYDROTACHYSTEROL (A. T. 10) AND IRON. Science. 1942, 95: 388 – 389.

Wang K, Liu SH, Chu HI, Yu TF, Chao HC, Hsu HC. Calcium and phosphorus metabolism in osteomalacia. XIII. The availability of inorganic phytin, and dietary phosphorus and the effect of vitamin D. Chin Med J 1942, 61: 61 – 72 (also published in vol. 62: 1 – 16, 1944)

1943

Liu SH, Chu HI Studies of calcium and phosphorus metabolism with special reference to pathogenesis and effect of dihydrotachysterol (A. T. 10) and iron. Medicine 1943; 22: 103 – 161

1949

Chu HI, Liu SH, Hsu HC, Chao HC. Calcium and phosphorus metabolism in osteomalacia. XII. A comparison of the effects of A. T. 10 (dihydrotachysterol) and vitamin D. Chin J Physiol 1949, 17: 117 – 134

1951

Liu SH. Chronic hemolytic anemia with erythrocyte fragility to cold and acid. I. Clinical and laboratory data of two cases, with special reference to the cell abnormality. Blood 1951, 6: 101 – 23.

Liu SH. Chronic hemolytic anemia with erythrocyte fragility to cold and acid. II. Serum hemolytic activity and its relation to serum globulins and complement and the role of guinea pig serum. Blood 1951, 6: 124 – 41.

1956

刘士豪 翟树职 隋树娥 甘草对阿狄森病的疗效 中华医学杂志 1956; 42: 655 – 664

吴德昌 魏文龄 刘士豪 微量血清碱性磷酸酶测定方法的研究 营养学报 1956; 1 (4): 279 – 289

1962

刘士豪 内分泌学的近代进展 中华内科杂志, 1962; 10: 890

1964

刘士豪 内分泌研究发展的方向 国外医学动态, 1964; 10: 569 – 578,

刘士豪 抗炎性肾上腺皮质激素的临床应用 中级医刊, 1964; 1: 49 – 52

刘士豪 抗炎性肾上腺皮质激素的临床应用 (续) 中级医刊, 1964; 2: 116 – 19

1984.

Zhu XY, Liu SH. The effect of a single massive dose of vitamin D (D2 or D3), on calcium, phosphorus and nitrogen metabolism in osteomalacia. Chin Med J (Engl). 1984, 97: 295 – 306.

刘士豪教授手稿

人血浆生长激素的放射免疫化学

测定及其生理和临床意义[9,10]

　　早期鉴定生长激素采用生物法，即衡量完整

或去垂体大鼠体重或测定去垂体大鼠胫骨骺板

宽度对生物制品可得较为满意的鉴定，但用以

测定人血浆生长激素（HGH）则不够敏感。有人将

血浆进行提取，应用于胫骨骺板法，只能检出

肢端肥大症患者血浆生长激素活力，正常人血

浆提取物未见活性。Almquist 等[11]发展了"硫酸化因

素"的方法，这个因素使去垂体大鼠肋软骨摄取

放射性硫增强。血浆硫酸化因素与生长激素大致平

行，但不是生长激素，因为后者在体外无此活

性。此法的结果比较粗略，未能广泛应用。Read

等[12]首先用羊红血球凝集抑制试验来鉴定血浆

HGH，但此法受血浆蛋白质的干扰，所得的结

果较高。目前最广泛采用的是放射免疫化学法

。本法利用 I^{131} 标记的 HGH 与（与）豚鼠或兔抗HGH

抗血清保温，这样 HGH-I^{131} 部分地与 HGH 抗体结合

成结合的 HGH-I^{131}（B），而部分地仍为自由的 HGH-

I^{131}（F），二者呈一定的比率，即 B/F 率。结合

SCIENCE

VOL. 95   FRIDAY, APRIL 10, 1942   No. 2467

SCIENCE: A Weekly Journal devoted to the Advancement of Science, edited by J. MCKEEN CATTELL and published every Friday by

THE SCIENCE PRESS

Lancaster, Pa.   Garrison, N. Y.

Annual Subscription, $6.00   Single Copies, 15 Cts.

SCIENCE is the official organ of the American Association for the Advancement of Science. Information regarding membership in the Association may be secured from the office of the permanent secretary in the Smithsonian Institution Building, Washington, D. C.

REGENERATION, DEVELOPMENT AND GENOTYPE[1]

By Professor CHARLES E. ALLEN

UNIVERSITY OF WISCONSIN

THE potentialities of a many-celled plant or animal were derived through the single cell from which the development of the organism can be traced. It follows that the genotype of such an organism is the genotype of its originating cell.

This statement is wholly true, to be sure, only if during the course of development the original genotype has not been modified. Environmental influences can induce changes in chromosome number, in chromosome constitution or in genes, and hence modifications of the genotype of the affected cells. The commonest visible type of such change in plants is a doubling of the chromosome number in some or many cells. Tetraploidy, resulting from a doubling of the typical diploid number, is of common occurrence. Ordinarily the "spontaneous" appearance of tetraploid cells must be assumed to result from an unrecognized stimulus. But in some species, including hemp, melons and a number of Chenopodiaceae, tetraploidy and octoploidy are regularly characteristic of certain regions. Here the change seems pretty clearly not to result from external stimuli. It is in a real sense itself an expression of the plant's genotype.

The extent to which a doubling of the chromosome number constitutes a genotypic modification can for the present be tested only by the examination of deliberately induced polyploids. From these it appears that the distinguishing characters of a tetra-

[1] Abridged version of a paper presented at the Fiftieth Anniversary Celebration of the University of Chicago, September 22, 1941.

388　　　　　　　　*SCIENCE*　　　　　VOL. 95, No. 2467

sults of nineteen different exposures are shown in Fig. 1. The graph represents gains and losses of weight in the suit for the first six hours. Final equi-

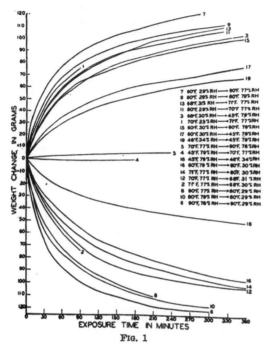

FIG. 1

librium was reached in most cases within twenty-four hours. The legend referring to each curve indicates the condition at which the suit was in hygroscopic equilibrium when exposure started, and the exposure condition which resulted in a given weight gain curve. For example, the legend for Curve No. 7 reads 90° F, 28 per cent. R.H. → 90° F, 77 per cent. R.H. This means that when the suit was in equilibrium at 90° F and 28 per cent. relative humidity and was then exposed to a condition of 90° F and 77 per cent. relative humidity, it gained weight as described by this time curve.

The significant effect of garment moisture gain or loss on skin temperature and heat balance may be illustrated from the magnitude of the weight changes in the first hour of exposure. For example, in Curve No. 7 again: In the first hour the garment picked up 76 grams of moisture which has a heat gain equivalent of about 44 calories.[1] This value is 50 to 60 per cent. of the resting hourly heat production of an adult man. If one started with a heavy garment of 3 to 4 kilos dry at moderate temperatures, the total heat evolution in the first 2 or 3 hours would obviously be at least equal to the physiological heat production at rest. All

[1] The calorie equivalent of a 10-gram change in weight is about 5.8 calories.

curves indicate that more than half the total change in weight takes place in the first two hours of exposure. Another conclusion to be drawn from the figure is that relative humidity influences the weight change far more than temperature, although the effect of 10° rises in temperature is observable for comparable relative humidities. Finally, it may be of some interest to note a hysteresis effect. At a fixed temperature, in varying relative humidity from a given low to a given high value and back to the original low again, the garment gained more moisture before reaching equilibrium at the high humidity than it lost in returning to equilibrium at the original low humidity.

A thorough knowledge of the hygroscopic properties of different materials as well as the thermodynamic implications inherent in the body-clothing system is of considerable importance in designing protective garments for optimum comfort under extreme conditions.

JEAN H. NELBACH
L. P. HERRINGTON

JOHN B. PIERCE LABORATORY OF HYGIENE,
NEW HAVEN, CONN.

TREATMENT OF RENAL OSTEODYSTROPHY WITH DIHYDROTACHYSTEROL (A.T.10) AND IRON

RENAL osteodystrophy is a generic name for osseous disorders simulating rickets, osteomalacia or osteitis fibrosa cystica, but originating from chronic renal insufficiency. The most important metabolic defect is poor calcium absorption due to large phosphorus excretion by the bowel as a result of renal insufficiency. Yet vitamin D, specific in promoting calcium absorption in rickets and osteomalacia, is singularly ineffective in renal osteodystrophy. This is true in a series of 5 cases in which detailed metabolic studies were made in this clinic. Vitamin D in ordinary therapeutic doses for prolonged periods orally or intramuscularly or in single massive dose by mouth failed to elicit any significant clinical or metabolic response.

This led us to the use of dihydrotachysterol (A.T.10), an irradiation product of ergosterol, first introduced by Holtz[1] in the treatment of hypoparathyroid tetany. Our experience with A.T.10 in 3 cases of osteomalacia[2] indicates that this compound promotes calcium and phosphorus absorption by the intestine and deposition in the bones, contrary to the earlier view[3] that A.T.10 was not anti-rachitic. In

[1] F. Holtz, H. Gissel and E. Rossmann, *Deutsche Ztschr. f. Chir.*, 242: 521, 1934.
[2] H. I. Chu, S. H. Liu, H. C. Hsu and H. C. Chao, "Calcium and Phosphorus Metabolism in Osteomalacia." XII. A Comparison of the Effects of A.T.10 (Dihydrotachysterol) and Vitamin D. To be published.
[3] F. Albright, *et al.*, *Jour. Clin. Invest.*, 17: 317, 1938; 18: 165, 1939.

view of the favorable effects on osteomalacia, two of our patients with renal osteodystrophy received by mouth A.T.10 in 3 cc daily doses for 5 four-day metabolic periods while on a high calcium and moderate phosphorus intake. In both cases there was an immediate and progressive decrease of fecal calcium. While calcium appeared in significant amounts in the urine in one case, it remained absent in the other. The net retention of calcium at the height of A.T.10 action during the last period of its administration or the following period amounted to 50 per cent. of the intake. This was followed by a corresponding phosphorus gain due to a diminution of phosphorus elimination both in the stool and in the urine. The serum calcium, low initially in both cases, was raised to normal; and the inorganic phosphorus, high to start with, was reduced to normal during the A.T.10 therapy. Thus in remedying the basic metabolic defect underlying the bone disease in renal osteodystrophy, dihydrotachysterol appears to be highly efficacious, similar to vitamin D in rickets and osteomalacia. However, the effect of A.T.10 lasts for 7 or 8 four-day periods after the therapy is discontinued, in contrast to the long-sustained aftereffect of vitamin D in rickets and osteomalacia. Therefore, to secure substantial remineralization of the skeleton in renal osteodystrophy it would be necessary to administer A.T.10 for a prolonged period of time.

Another mode of therapy which we believe to be of interest in renal osteodystrophy is the oral administration of iron salts. It is well known in elementary chemistry that iron combines with phosphate to form insoluble ferric phosphate. That similar reaction takes place in the intestine is indicated by the experimental work[4] showing that iron added to a non-rachitogenic diet of rats produces rickets. Thus iron in large doses is contraindicated in rickets and osteomalacia. However, in renal osteodystrophy with hyperphosphatemia and high concentration of phosphate in the intestine interfering with the assimilation of calcium, the phosphate-precipitating action of iron may be utilized to advantage. Accordingly, the two patients wtih renal osteodystrophy referred to above were given ferric ammonium citrate 6 gm daily for from 5 to 14 metabolic periods. The most consistent changes were a decline of the serum inorganic phosphorus and an ascending tendency of the serum calcium. The phosphorus balance showed a decline due to an increase of stool excretion of phosphorus. The fecal elimination of calcium was usually diminished, giving rise to favorable calcium balance. This increase of calcium retention is most probably the result of the calcium-sparing action of iron in combining with phosphorus in the intestine. Thus from the standpoint of combating phosphate retention and promoting calcium gain in renal osteodystrophy, iron therapy proves effective.

In view of the present unsatisfactory state of affairs in the therapy of renal osteodystrophy, dihydrotachysterol (A.T.10) and iron seem to be rational and useful items in the treatment of such condition. As far as we are aware, the use of A.T.10 or iron in osseous disorder due to renal insufficiency has not been recorded in the literature. This is a preliminary report, and the detailed data will be published elsewhere.[5]

S. H. LIU
H. I. CHU

DEPARTMENT OF MEDICINE,
PEIPING UNION MEDICAL COLLEGE,
PEIPING, CHINA

SCIENTIFIC APPARATUS AND LABORATORY METHODS

CONCERNING THE NATURE OF TYPE C BOTULINUS TOXIN FRACTIONS

THE first portions of condensate obtained by use of the standard lyophil apparatus in the dehydration of type C botulinus toxin consist of a high concentration of the thermo-stable fraction of this toxin. Recognition of this fraction in botulinus toxin was announced by Bronfenbrenner and Schlesinger in SCIENCE in 1921, though they gave no method of obtaining it in pure form in quantities sufficient for our study purposes.

This fraction, which for convenience may be designated as A, consists of ammonia salts. It is thermo-stable, and may be obtained in high concentration in almost pure aqueous solution by the method named. No antigenic property has been demonstrated for this fraction and it, therefore, has no specific antibody. Neutralization by type C antitoxin does not occur. Fraction A is a neuro-toxin which acts without delay. Sub-lethal intraperitoneal doses in mice result in nervous irritability for about 30 seconds, followed by what appears to be a complete anesthesia for four to six hours and eventual complete recovery. Thirty intraperitoneal, 18 gram mouse, mld's, administered orally to a three-pound mallard duck, result in a typi-

---

[4] J. F. Brock and L. K. Diamond, *Jour. Pediat.*, 4: 442, 1934.

[5] S. H. Liu and H. I. Chu, "Renal Osteodystrophy: Studies of Calcium and Phosphorus Metabolism with Special Reference to Pathogenesis and Effects of Dihydrotachysterol (A.T.10) and Iron." To be published.

刘士豪教授《生物化学与临床医学的联系》序言

序　言

本書是根据历年給生物化学进修学生和临床医师講授"生物化学与临床医学的联系"的講稿修改补充而成的。

生物化学在医学院校是基础学科之一，旨在給予医学生及医師們一部分理論基础，作为更好地了解發病机制、診断及治疗疾病的依据。同时，临床上所發現的問題也时常需要带到生化实驗室进行研究和解决，这样也就丰富了生物化学的理論和內容。因此，生物化学与临床医学的發展和成长有相互依頼的关系，故二者有密切联系的必要。为了这个目的，著者自 1952 年起曾于四班生化进修生的学習中选择了一部分个人比較熟悉的而又与生化有关的临床問題，如糖尿病、肝功能、腎炎、矿物質代謝、內分泌病等进行編写，作为生物化学与临床医学的联系的內容。据一般的反映，認为这样可以使生物化学工作者进一步了解临床上的問題，和临床工作者进一步利用生物化学上的知識。

但是，生物化学是一門新兴的科学，發展极为迅速，領域日益广闊；现代临床医学發展虽較慢，但历史較长，从事研究者較多，故領域更属辽闊；如欲作二者全面的、深入的而又系統的联系，是极为繁重艰巨的工作，必需發动多数人和多方面的力量才能完成。故本書的編写只能代表个人在联系生物化学和临床医学的初步嘗試，具有局限性和片断性，缺乏系統性和全面性。如果能引起生化工作者深入临床，临床工作者深入生化，使二者更密切地结合起来向医学进軍，则本書抛磚引玉的目的即已达到。

同时，就本書现有的內容而言，由于个人水平和时間的限制，缺点和錯誤必然很多，欢迎讀者予以批評和指正。

在修訂过程中，承我院譚壯敎育長的鼓励和我系全体同志的帮助，尤其是池芝盛教授的修改，曹苹子同志的校閱，張学全同志的繪圖和吳春华同志的抄写，謹此志謝。

刘 士 豪

中国协和医学院生物化学系

1957年4月

第二届协和临床内分泌代谢论坛
暨纪念刘士豪教授诞辰 110 周年
学术论坛在京举行

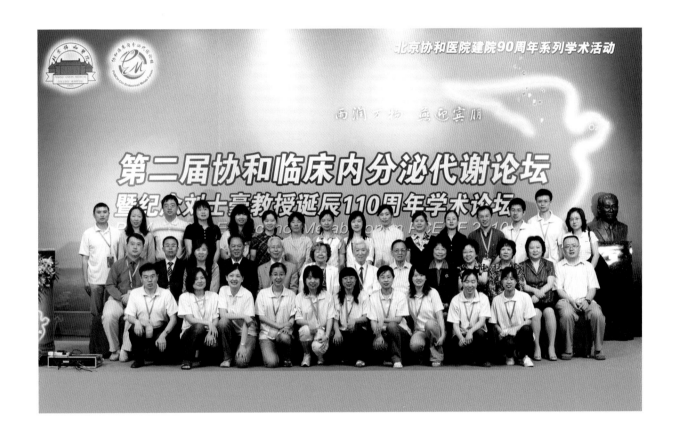

　　2010 年 6 月 4 日上午 8 点整，第 2 届协和临床内分泌代谢论坛暨纪念刘士豪教授诞辰 110 周年学术论坛在北京天伦王朝酒店隆重开幕。本次论坛受到了北京协和医院院领导的高度重视，赵玉沛院长、鲁重美书记、陈杰副院长和王以朋副院长均亲临大会并参加开幕式。刘士豪教授之子、遥感所刘永赓先生也出席了开幕典礼。在参会代表聚精会神观看近期摄制的刘士豪教授

纪念片后，由大会主席邢小平教授致欢迎辞，接着北京协和医院前院长陆召麟教授、北京协和医学院生物化学与分子生物学系主任蒋澄宇教授分别代表内分泌学界和生物化学界回顾了刘士豪教授在这两方面的辉煌建树。正在养病的中国工程院院士史轶蘩教授写来热情洋溢的贺信，高度评价了刘士豪教授的学术成就，他开创了我国的内分泌事业，他的开拓创新、严谨治学的精神永远是我们大家学习的榜样。陈杰副院长发言指出北京协和医院近90年来涌现了大批医学科学家，刘士豪教授就是其中成就斐然者之一，今后将继承和发扬"老协和"的优良传统，为我国的医学事业发挥更大的作用。在开幕式上，赵玉沛院长、鲁重美书记还为近期制作完成的刘士豪教授铜像揭幕。

本次论坛得到了我国内分泌学界的大力支持和关注，湘雅内分泌创始人伍汉文教授不仅致信祝贺，而且以85岁高龄亲自出席论坛。远在上海的内分泌学界元老陈家伦教授寄来亲笔贺信，追溯了刘士豪教授的学术贡献，并为大家寄语："愿刘士豪教授锲而不舍、孜孜求索的精神引领我国内分泌学界取得更大的成就！"本次论坛设有骨代谢疾病、性腺内分泌疾病、嗜铬细胞瘤、胰腺内分泌疾病、甲状腺疾病五个专题，于6月6日结束。论坛气氛异常热烈，近千人的会场座无虚席。参会代表均反映本次论坛学术内容丰富，探讨深入，从中获益良多，希望协和论坛越办越好。

忆刘士豪老师[*]

中国医学科学院　北京协和医学院　北京协和医院　王世真

1949 年，我在 Iowa 大学读完化学博士学位。毕业后被分配到该校新成立的、设备极为先进、经费十分充足的放射性研究所。那时，美国原子能委员会刚刚批准一些大学实验室应用 C-14 化合物。我在那儿合成一些氨基酸的原料，就是原子能委员会批准免费提供的。

不久，我接到教育部留学生管理处以黄新民处长（我的清华同系同班好友）名义发出的精致的邀请信（它实际上是传达周恩来总理号召海外学者回国参加社会主义建设的特大佳音），心中无比高兴！可是，当时美国当局不希望中国留学生回国，更不愿意中国等"共产党国家"掌握核技术。而我偏偏又是中国留美科协（当时已被定性为"共产党外围组织"）Iowa 地区的负责人。要想回国，是何等不易啊！幸亏协和医学院李宗恩院长写了一封英文邀请信（邀请我到 PUMC 当生化系副教授）。又有几位年轻时曾在 PUMC 工作过的美国教授热情帮助（证明中国人有供养父母的传统，而美国当时却不让我汇款给在上海的母亲和妹妹），我才能够携眷离开美国。经过两年多艰苦的努力，我们一家四口终于在 1951 年回到祖国。

将信寄李宗恩院长的给我的是梁植权副教授。他是美国人撤离 PUMC 后的第一位生化系代主任。1951 年 10 月 1 日，我到协和医学院报到时，才知道必须先找新主任刘士豪教授（以下简称"刘师"）。我立即在国庆假日找到史家胡同刘师的家。刘师非常高兴，请我们在他家里吃饭。他对刚从美国回来的、很有点"洋味"的我的两个孩子倍感兴趣。记得不久以后，刘师夫妇还在圣诞节给我们家送来一盆十分美丽、鲜艳的 misletoe。

---

[*] 此文写于 2004 年 6 月 11 日。

当时的协医生化系，除了王琳芳、方慈祺、胡咏梅、吴德昌等几位毕业不久的小姑娘、小伙子外，只有三个"大人物"：一个大主任（刘师）和两个副教授（梁植权和我）。如今，刘师已经离开了我们。当年"少年英俊"、写得一笔好字、对古诗词出口成章的"梁先生"，也近两年在家养病，难出家门了（我几次登门拜访，只敢向他的女儿问候几句）。我也年近九十，但一息尚存，健康尚可，有义务向年轻人谈谈过去的生化系，谈谈刘师。

梁先生和我，生化人多半都知道一点。刘师呢？我对他了解最多。一提到他，难免勾起许多对他终生难忘的回忆！

国际上，刘师的名字一直和"钙磷代谢"联系在一起。他有两个高徒。一个叫朱宪彝，后来成为继承刘师的我国最杰出的内分泌专家；另一个是南洋归来的爱国华侨周寿恺，抗日期间追随林可胜等爱国协和教授到贵阳创办EMSTS（Emergency Medical Service Training School，战时卫生人员训练所），当了内科主任。日本投降后，他没有跟国民党去台湾"国防医学院"，而是留在中山医学院当内科主任。我在贵大当化学系副教授时，也在EMSTS兼任过化学及生化主任教官。遗憾的是，和我极好的这位内科专家（刘师的爱徒！）也在"文革"中被批斗去世了。

刘师和我很谈得来，几乎什么都谈。他说过，"看电影，我最喜欢看美国三十年代的爱情影片"，这和他平时那种严肃的大师样子，反差何其大！

刘师给我印象最深的是，他每天都读书到深夜。协医的大师，大致有两类：一类很少去图书馆，全凭几十年的临床经验；或手巧，接生好，手术好，对婴幼儿有深厚感情，因而对疑难疾病都会作出精确的判断，提出最佳的处理方案。另一类如王志均、谢少文、王叔咸等教授，几乎每星期日上午都在协医图书馆看书，风雨无阻。而刘师呢？则每夜都在自己家书房里阅读外文杂志，比谁都看得更深入、更痴迷。我认为每个内科大师都必须是生化专家。而刘师就是精通生化，尤其是临床生化。张孝骞教授也一样。记得1940年，他当湘雅医学院院长时，就拟聘我从贵阳医学院去兼教（同在贵阳的）湘雅医学院生化课。不巧的是，我有一个在重庆的燕京同学正托我替她联系湘雅教职，我怎么好意思占据她想得到的位置呢？但这丝毫没有难倒张孝骞院长。他自己在湘雅讲起生化课来了。

刘师不是死读书，而是善于抓住国际前沿科研方向与我国最迫切需要解决的课题。当时美国刚刚出现放免分析，他就敏锐地看到这新事物对内分泌学与现代医学的重要性。他决定让他的研究生陈智周做《胰岛素的放免分析》的论文。为了立即行动，他让我帮陈智周用核素标记胰岛素，又让谢少文教授带陈智周研制胰岛素抗体。这样，在美国完成胰岛素放免分析不到四年，我国也做成了同样的超微量分析，而且在全国广泛展开了各种各样体外的放射分析。陈智周现在是医科院唯一的人大代表；就凭她对我国核医学的卓越贡献，她也应该是当之无愧的人民代表了！

刘师最突出的贡献，是把临床医学与基础医学紧密联系起来。我认为，他是基础所（当时叫"实验所"）教授的典范，他写的《生物化学与临床医学的联系》（人民卫生出版社 1957 年出版）一书，不正是最好的说明吗？

刘师是我所认识的专家中英文最好的人。我受过教会中学、燕京、清华等"洋"教育，我的科学英文写作似乎并不比一般美国研究生差。但是，我在生化系每写完一篇文章，在英文摘要或关键的结束语之处，刘师都会给我"画龙点睛"般的指导。记得有一篇论文，他给我加上"some such"（"诸如此类"的表达方式），至今我仍觉得再合适不过了。

1970 年，我在"德昌厚"（商店名）看到刘师本来很魁梧的身躯竟变得"骨瘦如柴"，外面披着又松又大、"无风自转"的脏大衣衫，我们都相对无言。刘师生于 1900 年。高龄的他，虚弱不堪地被迫爬上轻飘飘的楼梯擦窗，"不摔死才怪哩"！每想起这些，我能无动于衷吗？能不感到痛心吗？

对于一个人，功与过不能相抵消。对于协医来说，究竟如何评价刘师，难道不值得三思吗？

我所认识的刘士豪教授[*]

中南大学湘雅二医院　伍汉文

　　我是 1962 年到协和医科内分泌科进修的，但是我在我们医科大学是副教授，内科副主任。当时协和内分泌科也是刚刚建立，也就是说协和内分泌科在 1962 年已经从大内科分出来了。我能在这个时候去协和内分泌科进修这是一个非常好的机会；到现在我仍然非常感激。在当时协和内分泌科刚刚建立，要做一系列的对于本科人员的培训，同时也是对我们进修人员的培训，这是一个非常好的机会。

　　我对当时的内分泌科有几个非常深刻的印象。第一，当时内分泌科有比较好的内分泌科的设施，当然这是比较来看了。我对当时我们内分泌科的一些情况比较了解，我们内分泌科的实验室是比较完整的，比较先进的。为什么这么说呢？当时从整个内分泌科的人员构成来看，里面有临床工作人员，专门从事实验室的研究人员和医生教授，这样一个配备就使得不管是临床还是科学研究都能够开展。我觉得这样的一个配备是非常有原则的。从事实验室的人员有专门管生理学的，生物化学的，形态学也就是病理组织学的，另外还有一些技术人员做临床的检验工作。一些内分泌常见的检查在当时的协和都能做。刘教授作为科室主任在当时就能这样安排，我认为这是非常有计划的，也可以说是非常有远见的。要搞好一个内分泌科非常不容易，并不只是看看病、临床完成任务就可以了，必须要搞好科研工作，推动整个科室的发展。所以在当时，整个科室的配备是非常有原则也很完整的，在当时绝对是内分泌科室的典范。

---

　　* 2010 年 4 月伍汉文教授口述，李乃适整理。

当时刘教授为了使全科人员能够提高，当然也包括我们这些进修人员，他主持编撰了一套讲义。我觉得这套讲义编得非常好。老师们每周教课，其中刘教授讲了很多课。这套讲义在当时全国来说我认为也是唯一的，它的内容很丰富，有基础理论，有临床描述。从解剖、生理、生化与临床的联系开始讲起，然后再联系到一些疾病，使得我们这些学生对内分泌学的每一个腺体都有比较完整和深入的认识。讲义的内容很丰富很新颖，它的取材在当时是世界最高水平。这套讲义并不是单纯的把原来陈旧的东西拿来，而是花了很大的心血和人力编纂。在当时，我们科在1962年还是艰苦的创业期，而且在那个时候，我们国家的经济非常贫乏，我们还没有一本内分泌学的书籍，那套讲义是唯一的教材。我本人到协和学习后，觉得非常有收获。刘士豪教授以及当时的其他的教授都是很认真地去讲课，提出问题大家一起讨论，年终时候还有很严格的考试，这个考试包括全科的同事，也包括我们这些进修人员。这种很认真的医学钻研精神我觉得是非常宝贵的。刘教授在当时的中国能够有这样高的年资，还能在技术上学问上继续深造，而且做出成绩，这样的人很少。

刘教授出了一本书，叫《生物化学与临床医学的联系》，在当时全国都有影响，这本书说明刘教授不单是临床能够做很多很好的工作，而且他的生物化学基础也非常好。与其他专门搞生物化学的那些教授不同，他对生物化学的理解和应用与临床的联系特别密切。这是一般纯粹搞生物化学的人做不到的，所以这本书在当时全国很有影响。系统的结合临床，建立一种自学的方法、自学的态度，指导我们每一个搞医学的人能够自主学习——这些是刘教授对内分泌科的贡献，也是他的医学精神。

我想谈的第二点是刘教授的创新精神。他的研究工作很多，这在20世纪30年代很有名。我去的时候是1962年，因此我只能有所体会，而且当时协和内分泌科刚刚建立，科室研究也可以说是新起步，当时我已经感觉到一种非常浓厚的研究气氛。在当时我已经了解到在30年代有很多研究，当时全世界对肾病和维生素D的联系的研究都不系统。刘教授在当时中国非常困难的时候能够做这么深入的研究，在当时世界上都少有。因此他们的工作得到了全世界的承认。60 年代初我在进修时，我跟刘教授讨论疾病、讨论科室功能的时候，他也提到钙磷代谢平衡试验。我在协和时因为当时没有这种病例，也还没有开展这方面的工作。钙磷代谢平衡试验是非常重要的方法，在以前协和做这样的实验是家常便饭。刘教授对协和的科室研究要求非常严格，当时我也是对钙磷代谢平衡试验了解了方法和原理，后来我回到长沙也开展这样的工作，所以这些对我后来的工作和研究是非常有帮助的。

我在协和有一年，1962 年春节到 1963 年春节。1965 年在湖南宾馆，我再次看到刘教授，当时的情况是，国家很贫困，好多人都是营养不良，疾病也很多，后来情况渐渐好转，所以国家派遣医务工作者到全国各地开展调查研究，同时帮助看病。一方面使医生们对民间的情况有所了解，同时也希望他们接触各地方各式各样的群众。毛主席说国家是很困难，但很快就会恢复，就是在这么一种思想指导下，刘士豪教授被派到湖南。当时经过长沙，派到湘阴。刘教授响应党的号召，到湖南来了解情况。

刘教授听党的话，听毛主席的话，他爱护人民，爱护老百姓。在湖南宾馆，当时有个会诊，有个病人通过组织请刘教授给他看一看，我也有机会参加这个会诊，当时我很激动。医生报告病情，刘教授用小本子做了详细的记录，然后分析病情，提出诊断，提出治疗方案。对病人认真负责的态度几十年如一日，从没有疏忽过。不管是在协和还是在长沙，不管是协和的病人还是长沙的病人，都是一视同仁。这是大家学习的榜样。

在 30 年代那样困难的时期他就在开展科研工作，而且取得很多成绩，这就是爱科学爱中国的表现。在困难情况下利用有限的资源克服难关，做出成绩，是为国家做出了贡献，为世界做出了贡献。为我们落后的中国做出重大的贡献，这就是爱国思想啊！就是这种爱祖国爱科学的思想支撑着刘教授进行科学研究的。

刘士豪教授他一生就是抱着这种爱党爱国爱人民的思想在进行科学研究，即使在最困难的时期也没有放弃过。

钙磷代谢平衡试验是无害的[*]

伍汉文

刘士豪教授在研究肾性骨病的发病机理和治疗与肾脏对维生素 D 代谢的重要性方面的科学成就为世界科学界所称赞，肯定其功绩。在进行上述研究过程中要进行钙磷代谢平衡试验，由于有些人对此试验不甚了解，故对刘教授作了一些批判。本人愿对此试验作一些介绍。其主要看法是认为此试验是对人体无害的。

1. 钙磷代谢平衡试验简介[1,2,3]

钙磷代谢平衡试验（本文简称"该试验"）给病人以平衡试验餐。该试验分为适应期和实验期。测定平衡试验餐食物，病人粪、尿之钙磷每日含量，从而计算钙磷代谢的情况，得出平衡、负平衡或正平衡的数据。可比较治疗前后的代谢情况及血液钙磷水平变化与肠对钙磷净吸收百分率（%）的变化。

平衡试验餐是由营养科制定的。如果想测试病人摄入营养学界规定的"建议每日供给量"（recommended daily allowance，RDA）的钙磷量时的代谢平衡情况，就用营养学会 RDA 的量。如果当时营养学会尚未制定 RDA，或想观察病人日常生活状态下钙磷代谢平衡的状态，则由营养师详细了解被试者饮食习惯，安排储备该试验餐 1 周的食物，储于冰箱，每日食用相同的饮食。

所以该试验餐的钙磷含量：不管采用 RDA 之量，或采用其日常习惯之量，都是符合病人的具体情况的。营养师绝对不会将试验餐的钙磷含量降低来进行试验的。

---

[*] 此文写于 2010 年 4 月。

2. 在正常健康志愿试验者进行该试验120例以上都是安全的。志愿受试者中也包括伍汉文夫妇二人，的确是安全的。

3. 钙磷代谢平衡试验在各种病人数百例进行过试验，全都安全，无一例因副作用而终止试验。

在 T1DM 和 T2DM 病人进行该试验，发现糖尿病病人在治疗前，即血糖甚高时，钙磷呈负平衡。当血糖经治疗好转后钙磷代谢好转，呈平衡或正平衡。

氟中毒骨病病人，经钙镁维生素 D 合剂治疗后，钙磷代谢由负平衡转为正平衡。

原发性骨质疏松用密钙息（鲑鱼降钙素）治疗一个月，就观察到钙磷代谢平衡远胜于治疗前。此时 BMD 及骨 X 线照片尚未见到变化[4]。

以上均说明钙磷代谢平衡试验不会影响治疗效果。随着症状好转，临床观察指标进步，钙磷代谢数据亦进步。

结论：钙磷代谢平衡试验对于男女健康正常人及患有代谢性骨病病人均是无害的，而且是观察钙磷代谢的一种很有用的方法，有时是不可取代的方法。

对刘士豪教授关于钙磷代谢平衡试验的批判应予平反。

参 考 文 献

［1］余爱琴，伍汉文，黄海萍，朱淑华. 糖尿病人钙磷代谢平衡试验的研究. 天津医药，1981，（8）：455－458.

［2］中国医学科学院首都医院主编. 水与电解质平衡. 第 2 版. 北京：人民卫生出版社，1974：502－508.

［3］廖二元，伍汉文，超楚生：糖尿病患者钙磷氮镁失衡的研究. 中华内科杂志，1984，23（5）：287－290.

［4］邓小戈，伍汉文，超楚生：密钙息促绝经后骨质疏松者钙代谢正平衡的序贯试验. 中华内分泌代谢杂志，1994，10（3）：154－156.

陈家伦教授纪念文章手稿

上海市内分泌研究所

年　月　日

今年（2000）是我国著名的内分泌学、生化学家刘士豪教授诞辰110周年。北京协和医院"协和内分泌论坛"举行纪念会，缅怀刘士豪教授的卓越贡献，学习刘士豪教授的治学精神，是我国内分泌学界的一件大事，将对我国内分泌学的发展起深远的影响。

二十世纪三十年代，民众生活困难，营养不足，蜗居窑洞，缺乏日照，患骨软化症者众多。刘士豪教授对骨软化症的钙磷代谢作了深入研究，取得大量第一手资料；探讨了维生素D治疗效果的各个方面，包括作用时间，剂量大小，以及在妊娠期及哺乳期补充维生素D的重要性。

对慢性肾功能衰竭伴有的骨病，刘士豪教授深入研究了其病理生理及治疗方法，证实维生素D不能奏效，而双氢速固醇有效，並卓有远见的提出维生素D发挥效果必须有肾脏同素的参与。

以上一系列研究受到国际内分泌、代谢性骨病学界的广泛关注和高度评价。从此肾性骨病按

共　页　第　页

上海市内分泌研究所

年 月 日

刘士豪、朱宪彝教授所提出的"肾性骨营养不良"
命名，这是我国学者在国际上获得的重大荣誉，
将铭刻在内分泌、代谢性骨病学的历史长卷中。

　　愿刘士豪教授锲而不舍、孜孜求索的精神引领
我国内分泌学界取得更大的成就。

陈家伦，2010·5月·28日

共　页第　页

一位大师的逝去与归来[*]

——纪念导师刘士豪教授

中国医学科学院　北京协和医学院　北京协和医院　陈元方

刘士豪教授终于回来了，得到了他应有的尊崇和荣誉。作为他的研究生，我感到无比欣慰与自豪。

老协和的专家和老师们无不把刘士豪教授推崇为协和科学研究的典范和最有成就的人。他的辉煌而又坎坷、坎坷而又执着的一生，宛如一面反映历史进程的镜子，引发了我们无穷的追忆、反思和对未来的期待。

在协和，没有人能像刘士豪老师这样把基础理论和临床实践结合得如此完美。作为内科学教授，他还曾经担任过北京协和医学院生物化学系的系主任，说明他造诣之深。他在《生物化学与临床医学的联系》一书的自序中说，"生物化学在医学院校是基础学科之一，旨在给予医学生及医师们一部分理论基础，作为更好地了解发病机制、诊断及治疗疾病的依据。同时，临床上所发现的问题也时常需要带到生化实验室进行研究和解决，这样也就丰富了生物化学的理论和内容。"他的从基础到临床、从临床到基础的科研指导思想，正是今天转化医学的核心理念。这本 30 万字的"小部头"著作，与一些三四百万字的"巨著"相比，以其内容丰富、目光敏锐、聚焦精准、资料新颖、阐述精炼清晰而熠熠生辉，不愧是融基础与临床为一体的里程碑式的经典教材。在"肝脏损害及硬变的因素"一章中，对于肝细胞损伤的因素和肝硬化机制，如营养、生物因素、毒物、代谢、血管性和胆汁性等，都根据文献最新进展做了透彻的说明，今天读来，仍为其博学深邃所折服。从水盐、蛋白质和钙磷代谢各章中，可看出他对代谢问题的极端重视，并可由此理解他许多研究思路的衍生由来。关于内分泌系统，他用了三整章详细介绍了垂体、甲状腺、肾上腺的生理和生化，然后才分别介绍各腺体疾病。因此，这本书也是一本高水平的病理生理教科书。无怪乎此书一出，马上就成

---

[*]　此文写于 2010 年 11 月。

为全国医学院校各年资医师和学生炙手可热的参考书和教科书，在短短半年内就重印了三次，而且在此后不少年中一直是医学院师生案头的常备书。

刘士豪教授的科研作风非常严谨，他高度重视和追求实验结果的科学性。70 多年前，刘士豪和朱宪彝用当时最先进而现在看来似乎"太费劲"的代谢平衡方法进行了骨质软化症研究。这要求严格规定和测定钙的出入量，实验期间要饮用蒸馏水，要准确留尿、准确称取膳食、剩余食物和呕吐物样本、留取大便标本并在高温炉中灰化后进行钙测定。他们最终证明骨质软化症的基本代谢缺陷是小肠对钙的吸收降低，并弄清了维生素 D 的最低有效治疗剂量，这对华北地区非常常见并严重危及母亲和婴幼儿健康的骨质软化症的治疗有极大指导意义。这项研究被国外同行赞誉为"当代最确切的资料"，美国权威性内分泌和钙磷代谢专家 Parfitt 教授 1984 年满怀尊崇地说，"在许多年的时间里，北京协和医学院的论文构成了世界上有关人类维生素 D 缺乏的代谢研究及其治疗的整个知识库"。

刘士豪教授最显赫的成就是由他建议命名的"肾性骨营养不良"研究，这一命名和概念得到了国际性认可。此工作 1942 年以短文形式发表在《Science》杂志上，1943 年又全文发表在权威性杂志《Medicine》上。这篇经典论文迄今已被引用过 185 次，最后一次被引用是在 2009 年，以它为关键词所检索出来的文章已达 3700 篇之多。需要深思的是，除了很高的学术价值以外，这项研究留给我们的最宝贵的遗产究竟是什么？在急功近利之风盛行的今天，这个问题尤有现实意义。从刘士豪教授这篇经典论文中不难看出：①研究主题是来自临床缜密观察和科学洞察力，不是灵机一动或为追逐基金而拟定的。②他对他人的研究结果非常尊重，不把引用文献当作形式和点缀，而是进行深入的分析和评价，作为对自己的启发。③他追求研究的深度和系统性，长达 59 页的论文一共只研究了 5 个病例，耗时 6 年之久，对于各个代谢系统和元素、各种病理生理状态、各器官功能间的关系、各种体内外因素、各种实验条件的设置对结果的影响，都进行了详尽的研究，令人叹为观止。④他对于所获得的实验资料不是简单地归纳统计，而是深入地、甚至逐个病例地分析其病理生理基础和意义，并据此提出新的诠释和假设，使人理解了什么是永无止境的科学探索。虽然六年才磨一剑，但他终于登上了当时世界医学科学的巅峰，这和现在有些人一味以 SCI 论文篇数论英雄，在理念和结果上确实有极大的差距。⑤刘士豪教授的发现之旅，始于他从不放过临床和实验室中的苗头和问题。他在研究肾性骨质病与佝偻病的低血钙和骨质软化机制时，发现两者对维生素 D 的治疗反应完全不同，因而指出肾性骨质病与维生素 D 缺乏无关，可能是由于肾衰时肾脏产生了一种抑制维生素 D 活性的物质。30 年后，科学的进展提供了和他的科学假设十分接近的佐证。⑥他在当时比较简单的技术条件下能获得如此丰富而令人信服的实验数据和正确结论，主要依靠的是一丝不苟的科学作风，和洞察细微、远瞻未来的科学素养。以上都是我们应该认真总结、吸取和继承的。今天，科研模式与技术和以前完全不同了，但观察、思考、假设、求证这些基本元素并没有变。纪念刘士豪教授，就要把协和的教育目标定格在培养刘士豪式的医学家上。

　　这里，我想要提出一个不应回避的问题：刘士豪教授在为医学科学做出巨大贡献的同时，却也因为他的研究而反复受到残酷无情的批斗和迫害，最后导致他因脑部损伤后遗症而过早去世，这是我国医学界的巨大损失，是一个不应忘记的惨痛教训。事实上，一些人只是一遍又一遍地重复上一次、前一次或再前一次政治运动中的批判词，却至今还没有人根据第一手资料科学客观地分析过刘士豪教授的研究究竟存在哪些问题，以及这些问题的性质究竟是什么（如果有问题的话）。这不是对历史、对个人负责的态度。我现在把这个问题提出来，只是希望能公正地看待一位伟大科学家的主流和贡献，彻底肃清把一些知识分子全盘否定，一棍子打死的极左路线的流毒，以便实践和促进和谐社会的理念。这是我们这几代人的历史责任。回顾中世纪以来特别是二战以来的历史就会知道，伦理意识是随着历史的发展而逐渐发展成熟的。例如众所周知的首次对人类受试者提出"符合道德、伦理、法律概念"基本原则的《纽伦堡法典》，是 1947 年在对纳粹战犯审判的纽伦堡军事法庭上宣布的；世界医学协会的《赫尔辛基宣言》是 1964 年才首次制订的。随着这些伦理准则的出现，近年来大家的伦理意识都有明显提高。但是，无论是过去、现在和将来，医生在研究工作和医疗工作中的缺点或错误都仍然是不可能完全避免的。发现问题要具体问题具体分析，实事求是，与人为善，也不能用今天的认识来要求前人。但愿今后的人们能以历史的观点来分析认识问题和总结教训，多给科学家一些宽容和善意的帮助。

　　刘士豪教授是一位好老师。他不吝时间每周一次带领医学生见习巡诊；连续四年为进修生讲授生物化学，备课非常认真，讲课极受欢迎，最后把讲义整理出版，就是那本脍炙人口的《生物化学与临床医学的联系》。对于研究生，他强调独立性和能力培养，帮助我理解课题意义，介绍我阅读关键性文章，然后要求我检索文献写出综述，并逐字逐句点评修改，还常要我朗读英语文献并逐句翻译给他听。为了打下坚实的理论基础，他要求我深入学习肾脏生理特别是在酸碱平衡中的作用，学习有关测定技术，并亲自审查我的实验结果。他很重视培养动手能力和亲历亲为的作风，数次亲自带我用 Van Slyke 仪进行 CO_2 结合力测定，还要求我运用比色原理、参照一篇文献中的图样，制作能测定血液酸度的简易 pH 仪（当时还没有供病人使用的 pH 仪）。最终我成功了，用 0.1ml 血液，pH 精密度达到小数点第二位，与病情及 CO_2 结合力的符合度非常满意。虽然我被迫中断了原定研究计划并离开了他的领域，但他的教导和训练对于我一生事业都有深刻影响。我后来从事胃肠激素研究，曾多年担任中华消化学会胃肠激素学组组长及国际胃肠激素/调节肽指导委员会委员，曾和美国胃肠学会主席 T. Yamada 共同为中国读者主编过一本以 27 位世界级专家为第一作者参与撰稿、反映学科最新进展的胃肠激素专著，曾组织过两次一流水平的大型国际胃肠激素会议，并曾作为课题负责人获得了国家科技进步二等奖。这一切，和我当初在他教导下所领悟到的对学科的整体理解、思维模式、工作作风、以及以他为榜样为自己树立的奋斗目标，都是分不开的。

刘士豪教授一生献身祖国医学事业，尽管身处逆境，仍矢志不移。新中国成立前，以他的学术成就和国际声誉，本可毫不费力地在美国著名大学找到一份搞科研的体面工作，但他留了下来。他在反权威、拔白旗、反右、社教运动中都受到很大打击，但丝毫没有影响他完成那纪念碑式的教科书，也没动摇他以战略家的眼光，指挥家的气魄，为祖国内分泌事业构筑蓝图和奠定基础。在文革中身心受到最严重摧残、命悬一线时，他仍然要求继续为国效力，并在临终前以他的残烛之光在家人帮助下完成了书稿的修订工作。他的爱国情怀、科学理想、鸿鹄之志，他的苦涩悲哀以及只有心志伟大的人才能承受的屈辱折磨，或许只有永远留在他心中了。

刘士豪老师，我们将永远缅怀和敬仰您辉煌而又坎坷、坎坷而又执着的一生！

我最敬仰的老师——刘士豪教授[*]

北京同仁医院　袁申元

1954 年 9 月 1 日，我和同班的 12 个同学根据北京大学医疗系的决定，来到同仁医院开始了为期一年的临床实习，八个同学被分到内科实习。之前，学校告诉我们，北京同仁医院以前没有接受过北医学生的实习任务，你们是第一批被分到同仁医院实习，你们不要担心该院水平差，院长是刘士豪，他是协和医院著名的内分泌科教授，你们应该感到骄傲。我怀着崇敬的心情，第一次见到了刘院长，他很和蔼地接待了我们稚气未脱而又胆怯的学生，欢迎我们并介绍了同仁医院的情况后，说："实习医师这一年很艰苦，但是极为重要的一年。既是综合在学校所学知识，用于实践、带有总结性的一年，又是开始在实践中学习的第一年。这一年的基本训练是每个人终生在医疗实践中打下的基础好和不好的关键"。他的音容笑貌使我至今不能忘怀，他语重心长的教导，指导着我一生的医疗行为。

毕业后，我被留在同仁内科，有更多机会向刘院长学习。起初内科有 80 多张病床，后来增加到 150 张床。刘院长兼我们内科主任，每周三上午，他处理医院的行政事务后，由秘书去执行，下午来内科查一次病房，一般查 2 ~3 个病人。印象最深刻的是他对病人的关爱和超常的记忆力，我们将 3 个病例报告完后，他到每个病人床旁，都能将病情对病人复述一遍，说明他每看一个病人总是很用心在记忆和思考，我就模仿着快速积累自己的临床经验，使自己逐渐成长。

刘院长带领全科治疗了几个罕见又十分疑难的病人，使大家敬佩、难

---

[*] 此文写于 2010 年 11 月。

忘：1955 年初，姜某，女，36 岁，诊断为西蒙氏病（现名为成年人腺垂体功能减退症），病人呈恶病质貌，体重仅 30 公斤，当时苏联专家几次表示，此患者无法救治，宣布放弃治疗，但刘院长"不信邪"，领导我们采用全面激素替代（当时药品很不全）治疗，加上嘱咐护士精心护理，病人曾出现三次"垂体危象"导致血压下降到 0/0～40/0mmHg，都被我们抢救过来，住院近两年，打破了苏联专家的预言，体重恢复到 84 斤，内分泌系统的功能基本恢复而痊愈出院。有人盛赞刘院长技术了不起，他淡淡一笑说："这是医生的本职"。1969 年，我到病人家中随访，病人正在为小学生开办下午的"小课桌"，情况一直良好。

有一次，收治一位全身皮肤很黑的中年男病人，大家都不会诊断，刘院长查房后，确诊为重症慢性肾上腺皮质功能减退症（艾迪生病），全科的大夫们都来学习这一少见病，当时还买不到盐皮质激素，也是刘院长从国外找来盐皮质激素（DOCA），配合治疗后，病人才好转出院。在刘院长的直接指导下，我们当时见过不少内分泌的少见病，如皮质醇增多症（库欣综合征）、肾上腺皮质增生、醛固酮增多症等，为自己的内分泌临床，打下了较好的基础。

我和内科的翟主任曾去家中拜访过刘教授，看见他抽屉里全是读书卡片，更使我敬佩得五体投地，心里想："难怪刘院长诊治水平那么高，医学功底如此深厚，真是博学多才，这是聪明加上勤奋的结果"。如今刘院长虽离开了我们，他不仅是协和医院内分泌科的创始人，同仁医院内科最敬爱的老师，也是我国生化和内分泌领域的奠基人和旗手，是我们医学界应该永远学习的榜样。

纪念刘士豪教授诞辰110周年[*]

北京协和医院　白　耀

1959年我作为内科到内分泌学组第二次轮转医生，有机会近距离接触刘士豪教授。1960年我正式成为内分泌学组成员。1961年重新组建内分泌及代谢科以后，作为科主任临床工作助手的总住院医师和病房主治医师，我能有较多机会在刘士豪教授直接指导下工作、学习。作为年轻和下级医生，在十数年的直接和间接接触中，我对刘士豪教授有了较多的认识。

一、学习：见缝插针、孜孜不倦、如饥似渴

无论白天、夜晚或节假日，他多年如一日，总是抓紧一切可能利用的时间看书学习，在信息来源、获取手段还不够多的年代，他对本专业的前沿动态、发展趋势总是了解得非常清楚。

二、工作：一丝不苟、精益求精、勤于探索

尤其体现在科研工作方面，思维敏捷，看问题深刻、超前。对所接触过的病例，捕获问题症结准确，记录资料细致、具体，分析问题全面、深入。

以1962年我院首例原发性醛固酮增多症的诊治过程为例：他要求对殷××的病情进行全面、系统、深入地观察，精心设计观察内容，细心记录，发现苗头，分析病例特点。并对资料整理分析、标本处理、临床和实验室人员的分工协调等，像临阵作战一样安排得环环相扣、井井有条。再如"人工肾"研究项目，同样是对临床和实验室项目做了周密设计，并亲自动手配置透析液，安置透析膜，甚至深夜亲自到病房观察、指导。成科后不久，对一些重度糖尿病酮症酸中毒、甲亢危象、垂体危象等危重病例的抢救，也常亲临病房指导。

_* 此文写于2010年11月。

关注人才培养：重视对骨干进修医师和主治医师的全面培养，除了临床工作外，强调进行实验研究能力培育，不仅提出课题，还亲临实验台，定期检查，查找问题，提出意见。刘教授领导我国首个独立内分泌代谢专科，为全国培养了如20世纪六十年代初期的富朴云、时钟孚、伍汉文、梁荩忠、黄葆钧、周显腾、颜纯，和以后陆续来科进修的潘长玉、林丽香、欧阳安、高妍、吴静波、吴纬、董义光、钱熙国、李江源、王友真和徐葆真等为数不少的内分泌领域学科带头人。

三、教学：思路清晰、全面、深入、逻辑性强

刘士豪教授参与的医科院、医院和科里的教学活动很多，他讲起专业课时，知识面非常广泛、深入。尤其是讲到临床和基础机制的有机联系，用发病的基础变化诠释临床现象，近乎认识疾病发生的本质，对临床医生来说，真是书本和实践认识的深入和升华。"这次没有听够，还想再来听课"，这是不少听过他讲课的人的共同感受。

四、作风：稳健、扎实、含蓄、启发式。

刘教授平时说话不多，善于不声不响地做实际工作。对科里年轻医生谈工作、谈学术、谈病人、讨论问题、安排工作等，多是启发式，含蓄，总是留给对方一些思考。

在我从事内分泌学专业的五十多年中，刘士豪教授对待工作和学术的勤于思考、严谨态度和踏实作风，对我影响很大。开启了我对内分泌临床科研工作的全面认识和深刻理解，为以后的工作奠定了较好的基础，得以稳健地走在内分泌专业大路上！

深切缅怀我国内分泌学先驱和奠基人——刘士豪教授！

纪念恩师刘士豪教授[*]

中国医学科学院肿瘤医院　　陈智周

　　今年是著名医学家、医学教育家、生物化学家、我国内分泌学鼻祖刘士豪教授110周年诞辰纪念。回忆恩师刘教授坎坷一生，真是感慨万千。他那严谨治学、勤奋学习、孜孜不倦的学术风格让我终生受益。他永远是我们后辈学习的楷模，我们要继承他的优秀品格，让他的事业代代相传。

　　刘士豪教授是湖北武昌人，与我的祖籍相同，他是最早的协和医学院毕业生，并获得当年文海奖。刘教授是杰出的内分泌学家、临床医学家和生物化学家，这么多专业集于一身，且贡献卓著，在我国乃至世界绝无仅有。

　　刘教授在学术上最突出的贡献是对钙磷代谢的研究，在贫穷落后的旧中国，骨质软化严重威胁着母婴健康和发育，他的学术理论和维生素D代谢研究不知挽救了多少母婴的生命和健康。刘教授在钙磷代谢和骨质病的研究受到中外学者们的高度赞颂。如今历史推进了大半个世纪，他的理论和实践仍然作为医学经典发出光芒，成为世界有关维生素D及骨代谢知识宝库中耀眼的一颗明珠！

　　刘教授涉猎很广，博学多才，他的积蓄大部分都用于从美国购买"原版"杂志和书籍，他家的藏书也总是最新、最全的。他的业余时间都在这些知识宝库中畅游，也教育我们博览群书、吸收多学科的营养，拓宽自己的思路。刘士豪教授具有惊人的学术敏锐性和远见卓识。1960年美国学者Berson和Yalow刚在杂志上发表"胰岛素的放射免疫分析"一文，刘教授立即预见到这一新技术将给内分泌学带来巨大的推动和的变革，也会给医学生物学的微量分析带来划时代的创新。果然，Yalow博士因此获得1979年诺贝尔医学奖，而刘教授于1962年特意为这项目招收我做他的首名研究生，从事这项新技术在我国的创新研究。尽管当时一无条件、二无经验，我只是一个应届大

---

　　* 本文写于2010年8月。

学毕业生，由于学"俄文"，英语底子不好，一脸稚气，更缺乏临床和实验室经验，刘教授并没有因此对我丧失信心，大胆启发和鼓励我树立信心，并循循善诱亲自教我，逐字修改我的英语报告和文章，并聘请免疫学专家谢少文教授和放射医学专家王世真教授辅导我。记得当时为制备胰岛素抗体，第一批免疫的豚鼠在一小时内都因胰岛素休克而死亡。我们毫不气馁，在佐剂和乳化上下功夫，终于得到优质抗血清。在王世真教授精心辅导下，在他的实验室中我们制备合成了我国第一项碘[131]标记的胰岛素。在这些基础上我们终于在1965年，在我国第一个建立了胰岛素的放射免疫分析，在研究生答辩会上，我国数名顶级专家如张孝骞、刘思职、谢少文、王世真等皆对此项新技术在我国创建感到欣慰，认为是一项赶超国际先进水平的开端，对刘教授的远见卓识，大胆创新精神大加赞赏。刘教授本来打算再接再厉，建立生长激素和垂体其他激素的放射免疫测定，使我国内分泌学跃居世界前列，当时已通过301医院病理科教授的支持，收集了十几个脑垂体标本，可惜由于政治风暴和十年浩劫而使这一宏图不幸夭折。20世纪70年代初，周恩来总理责成方毅副总理组建和恢复受"文革"破坏的中国科学院，首先从原子能和平利用入手，在全国组织原子能和平利用"成果展览会"，医学方面推荐我的研究生毕业论文"血浆胰岛素放射免疫分析及其在糖尿病研究中的应用"参加展览会和大会发言。这次活动大大激发科学工作者的工作热情和求知欲望，为"粉碎四人帮"后的科技工作拨乱反正打下基础。之后，由于周恩来总理的关怀，我和爱人范振符教授从江西调回北京。那是1974年初，四人帮借"批林批孔"又一次发难，我的老师刘士豪又处在岌岌可危的险境，我到他家中看望他老人家，他非常兴奋地说："我的处境暂时不允许我再搞科研工作了，你现在有这样好的条件，一定要发奋努力为医学科学献身！我会尽我所能帮助你的。"这些肺腑之言浸透着他对祖国医学科学事业的无限深情和责任感。我真是热泪盈眶，决心要把老师这种对科学的责任心、临床医学与基础医学相结合的思想传承下去。没想到这次竟是我见老师的最后一面。

刘士豪教授为协和医院内分泌科的建设和中国医学科学事业倾注了毕生的心血，早在20世纪30年代，他在协和建立了世界第一流的代谢实验室和代谢病房；50年代建立了高水平的内分泌病房，各地进修学生慕名而至，为全国培训了一支高水平的骨干队伍；60年代，他又向世界最新技术进军，除了胰岛素的放射免疫分析之外，他还第一个在我国建立了醛固酮的测定方法，并对醛固酮增多症进行深入研究。到"文革"前，协和内分泌科已形成了包括垂体、肾上腺、甲状腺、糖尿病、钙磷代谢，生化、生理、组织化学、放射免疫测定等研究分支的技术领先、实力雄厚的大科，大有发展为国家内分泌研究所之势。刘士豪作为全国第一届内分泌和肾脏学会主席，在1964年全国大会上作了精湛、丰富、反映国际最新进展的的专题学术报告，指出今后我国的发展方向，他当之无愧是我国内分泌事业的奠基人，我国医学科学事业的领跑者。

刘教授是一位热忱而孜孜不倦的老师，他擅长临床与基础医学相结合，这在我国医学界是独有的，也是大家公认的楷模。当年出版的《生物化学与临床医学的联系》一书，不仅被当时医学人员视为宝书，至今这本著作仍广为流传，指导着医学科学研究工作。

刘士豪教授一生坎坷，多次"运动"都受到冲击，"文化大革命"的浩劫使他受到严重的凌辱和迫害，身心遭受严重摧残。他才华横溢却无法发挥，凭着他那热爱祖国、热爱人民、热爱医学事业的赤子之心，在逆境中不忘给悄悄前来找他的患者看病，及时作出正确诊断，当形势稍有好转他便全身心投入医疗和科研工作中。

我本人在刘士豪教授的培养下，逐步成长为医学科学院、协和医大的研究员、教授。继承导师的学术风格，走临床医学与基础医学相结合的道路，而且于90年代响应国家号召，走上科研成果产业化、形成科研良性创新的道路。这一切得到国家有关部门和统战部的重视，被先后认定为北京市三八红旗手，对国家有特殊贡献的科学家，第八、九、十届全国人民代表大会代表，中华人民共和国监察部特约监察员，参与国家大政方针的制定和监督。这一切都与党和人民的信任、祖国的培养不可分割，恩师刘士豪教授的谆谆教导更是我成长的指路明灯。今天，大家纪念这位伟大的医学家、教育家110年诞辰之际，回忆他的丰功伟绩，更要学习他对祖国医学事业的无限深情和责任感，学习他临床医学与基础医学相结合的研究方针，学习他对患者无限热爱和仁慈之心。我们要继承他的精神，让中国的医学科学事业后继有人，走向世界医学强国之林。

一代内分泌学巨擘刘士豪教授*

陈元方　陈智周

　　刘士豪教授是湖北武昌人，生于 1900 年，1917 年就读于湘雅医学院预科，1925 年以最优成绩毕业于北京协和医学院并荣获当年文海奖。

　　刘士豪教授是杰出的内分泌学家、临床学家和生物化学家。他涉猎极广，但他在学术上最突出的贡献是对钙磷代谢的研究。从 1934 年至 1949 年，刘士豪教授及其同事们就《骨质软化症的钙磷代谢》连续发表了 13 篇论文，同时还对正常人、肾性骨营养不良、坏血症、纤维性骨炎、成骨不全症等的钙磷代谢进行了深入的研究。在二十世纪三四十年代贫穷落后的旧中国，骨质软化症是严重危及母亲和婴幼儿健康和发育的常见病。刘士豪教授通过对患者钙磷摄入和排出的长期细致的观察和测定，以丰富的实验数据，令人信服地证明了骨质软化症的基本代谢缺陷是小肠对钙的吸收降低。他对维生素 D 的疗效进行了极为细致的观察，获得了有关最低有效剂量、开始奏效时间、药效持续时间及治疗后钙磷代谢的动态变化等大量宝贵资料，对骨质软化症的治疗有极大指导意义。他深入研究了妊娠哺乳期的钙磷代谢，发现维生素 D 的充分供应对预防妊娠哺乳期母亲的骨骼破坏十分必须；他第一次证明了维生素 D 可以通过母乳而治愈乳儿佝偻病，这一发现为中国儿童佝偻病的高发原因和治疗途径提供了重要的启示。他所提出的"肾性骨营养不良"也被国际学者一直沿用至今。当时，刘士豪教授的中外同事热情赞颂他的钙磷代谢研究提供了"当代最确切的资料"，"每个对钙代谢和骨质病有兴趣的人"都将为此而"对他们怀有深切的谢意"。如今，历史又推进了半个世纪，他的论著仍然被作为历史性和经典性的医学文献而不失其光辉。就在三年

---

　　* 此文写于 1987 年 10 月。

前，美国的一位钙磷代谢权威还满怀尊崇地说，"在许多年的时间里，协和医学院的论文构成了世界上有关人类维生素 D 缺乏的代谢研究及其治疗的整个知识库"。

刘士豪教授具有惊人的学术敏锐性和远见卓识。1960 年，放射免疫分析刚一出现在地平线上，他立即预见到这一新技术将给内分泌学带来巨大的推动和变革。1962 年，他特意招收了一名放射专业毕业的研究生从事这方面的工作。尽管当时一无条件二无经验，但在他和王世真教授的精心指导下，终于在 1965 年建立了我国第一个胰岛素的放射免疫测定。他曾打算再接再厉建立生长激素和 ACTH 的放射免疫测定，使我国内分泌学跃居世界前列，可惜由于政治运动而使这一宏图不幸夭折。

刘士豪教授为协和医院和中国内分泌学的学科建设倾注了毕生心血。20 世纪 30 年代，他在协和建立了世界第一流的代谢实验室和代谢病房。50 年代，他在国内率先建立了各种内分泌激素测定及功能检查方法，建立了有一定规模和较高水平的内分泌病房；各地进修医师慕名纷至沓来，在全国形成了一支为数相当可观的内分泌学骨干队伍。60 年代，他又开始向世界最新技术进军，除了前述胰岛素的放射免疫测定外，他第一个在我国建立了醛固酮的测定方法，并对醛固酮增多症进行了深入的研究。到"文化大革命"前，协和内分泌科已经形成了包括垂体、肾上腺、甲状腺、糖尿病、钙磷代谢、生化、生理、组织化学、放射免疫等研究分支的、国内领先的、基础和实力都相当雄厚的一个大科，并为筹建内分泌研究所积极准备条件。1964 年，刘士豪教授作为全国第一届内分泌和肾脏学会的主席，在会上作了内容精湛、丰富，反映了世界最新进展的专题报告，提出了对我国内分泌学发展方向的意见，不愧为我国内分泌事业的主要奠基人。

刘士豪教授是一位热忱、严格、诲人不倦的老师。他以自己严谨、一丝不苟的科学工作作风为年轻一代树立了典范。对于学生，他从不吝惜自己的时间，总是亲临实验室进行具体指导，并经常逐字逐句地修改研究生的文章或英语作业。他温和、耐心、善于诱导、处事公正、爱护人才，因此深得科内同志的敬重。"文化大革命"开始，他就受到严重的凌辱和迫害，从戴高帽子批斗、挂牌劳动，到以"特务分子"的罪名被"审查"、殴打、关押，他的身心受到了严重摧残。在一次劳动中，他从高处摔下来，昏迷不醒好几天。尽管身陷这样的逆境，他仍然给悄悄前来找他的患者看病，及时作出正确的诊断。形势稍有好转后，他就请求他的挚友朱宪彝教授向领导反映他渴望工作的愿望。他说："我身体虽然垮了，但头脑还很清楚，还能做些工作。"1974 年初，四人帮借"批林批孔"又一次发难，刘士豪教授又一次处于岌岌可危的境地。当得知由于周总理的关怀他的一位学生从下放地点调回医科院时非常兴奋，他说："我的处境暂时不允许我再搞科研工作了，你现在有这样好的条件，一定要奋发努力为医学科学献身，我会不断帮助你的。"这些肺腑之言浸透着他对祖国医学科学事业的无限深情和责任感。就在他谢世前不久，他还以屡弱之躯，颤抖之手，在女儿帮助下基本完成了《生物化学与临床医学的联系》一书的修订工作，连图表都全画好了，可惜，这部凝集着他的智慧、心血和情操的著作终未能如愿出版，1974 年 6 月 2 日，他怅然与世长辞。

刘士豪教授的过早逝世是我国医学科学界特别是内分泌学界不可弥补的损失。他的才华令人仰慕，他的业绩令人赞服，他的心志令人感奋，他的真知灼见和论著将永远在医学科学宝库中熠熠生辉，人们将永远怀念他——我国医学科学的先驱，刘士豪教授。

我的父亲刘士豪[*]

刘永赓

　　自我记事起，我们家就住在协和医院大夫宿舍，在北极阁的南院，一直到 1942 年日本人来了就搬出来了。所有的人都搬出来了，协和医院被日本占领了。我当时还在上小学一年级。当时诸福棠也住南院，我父亲和诸福棠的关系很好。我父亲有一些学生也常常到家里来，其中我印象最深的是宋鸿钊、钟荣根、陆惟善，我父亲当时曾说他们是他最好的学生。

　　当时协和医院被占了以后，我父亲就没有工作了，只能自己行医，就自己开了个诊所。诊所在当时的万历桥胡同，也就是后来的协和百货的原址，东四南小街那边，东四和朝阳路中间。那是租的小院，有几间房，外面挂的牌子写着"刘士豪诊所"。有一些病人来看病，当时他内科、外科、皮肤科、妇科、儿科什么都看。动手术我记得也是请原来协和医院的医生帮忙。在那里临时住了几年，后来就搬到史家胡同 8 号（老门牌号码）。

　　1949 年北京解放前夕，国外有不少人都劝他走，说帮他在国外安排工作，说"你到国外没问题"。当时协和医院走的大夫也不少，但他坚决不走，我母亲也不愿走，他们一直是非常爱国的。

　　在我的记忆中，我父亲没有时间教育我和我姐。我们的学习基本上是我母亲在管，我父亲没那个精力，他的全部时间都写东西了，很少陪我们玩耍。我印象里，从小学到中学我跟父亲出去只有很少的一两次。记忆中跟我父亲去过一次香山，那是我们全家和父母的朋友一块去的。我母亲是上海郊区的，闸北区，那时算郊区。她父母信基督教，她是女孩里面最大的。她从上海一个名叫圣玛利亚的教会学校毕业后，考上北京协和医学院护理系，跟

＊ 2010 年 4 月刘永赓口述，李乃适记录并整理。

我父亲同年毕业。她在协和医院当过几年护士，也曾出国两年，英文特别好。她出国的时间比我父亲还早，可能是去英国。结婚后就不再工作。我们稍微大点后，她曾在辅仁大学教过几年营养学。新中国成立后，我母亲认为共产党特别好，因为她是旧社会过来的，旧社会那时特别乱特别动荡，他们都经历过这些，印象特别深——要饭啊，满街穷人什么的。我母亲信基督教，心地善良，爱帮助穷人，看到街上有要饭的总是帮助他们。她曾看到冬天很多要饭都冻死在街上，所以看到有挨冻的总是给弄点吃的，买点热馒头、窝头、烤白薯什么的放在旁边。新中国成立后街上也没有要饭的了，街上改得特别好，社会也特别安定，她在思想里觉得新社会好。她积极参加各种活动，扫盲、检查卫生……算是街道积极分子了。她经常把家里的东西拿出去，免费给社会服务。

1953 年我高中毕业。当时我报考的是清华大学和航空学院机械系，结果被解放军测绘学院招去了。虽然我父母希望我或我姐学医，但他们思想比较开放，说你们愿意怎么发展就怎么发展。1953 年解放军测绘学院统一招生，我一开始还不愿意参军，后来我父母说你既然考上了，说明国家需要你，还是去吧。于是我就进了军校，毕业后在部队工作，一直到 1970 年受我父亲被批判的影响复员回北京。其间我父亲被批判的具体事情，我都不太清楚了。反正他属于不关心政治只管业务，就是受批判，只专不红。但他那会儿晚上也照常看书，他脑子里就是只想搞业务，研究医学上的东西，给别人看病，他心思全放在这上面。政治上怎么批判我，我该干嘛干嘛，他还是比较想得开，一般人都承受不了。他当时压力很大，白天搞业务，还得挨批斗、挂着牌子来回走，挺惨的，晚上回来的时候还得挂着牌子回来。可能一般承受能力差的都受不了这个，因为你以前也是个有头脸的人物，现在这么整你，什么都不是，也是挺难忍受的，挺痛苦的。他比较内向，也不怎么跟家里说，但我们看着挺痛苦的，但他还是该干嘛干嘛，该看书看书，该写检查写检查，写完给我们看看行不行，该看病看病，该写文章写文章。一般人你老斗我，我就没有精力去干这些事情了，但他业务上还是没放下。他没有什么特别的兴趣爱好，就是喜欢看书、写文章、钻研业务，一直如此。他一般不是读的很晚，就是差不多到十一二点睡，睡五六个小时。直到后来那些年也一样，基本晚上十二点就睡了，早上起得早，五六点钟就起来，然后洗脸、吃早饭，完了就写东西。平常八点开始上班，他七点走，那会儿还有车接送，后来到"文革"时，他就自己走去走回，最后几年身体不行了也坚持走去走回。

总之，我父亲是一个爱国的知识分子，一个孜孜不倦的学者，一个特别热爱本职工作的医生。

我的叔祖父刘士豪教授[*]

刘昌硕

　　我父亲在他的履历中曾这样写道："我出生在一个较为富裕的家庭，祖上一直做木材生意，在湖南沅江有一片山林，将伐木紮成排，然后顺江而下到南京，再贩卖。我记事时听父亲说我们家族做木材生意已有百年历史"。

　　我祖父有兄弟五人，他排行老四，刘士豪排行老五。我父亲他们那一辈都称刘士豪为五叔。由于我祖父上面的三位兄长去世较早，刘士豪从小又在外读书，所以整个家族的生意其实就是我祖父一人在经营管理。

　　当时我们家祖屋很大，有前后两个天井，占地五六百平方米。日本鬼子占领武汉后，我祖父为了不让鬼子强占居住，将空余的房间免费提供给他人。李老先生便是其中的房客之一，他从抗战开始便寄住我家。我后来到武昌八铺街去寻访时，有幸遇见他。李老先生现已九十五岁高龄，仍头脑清醒，这些事还是他亲口告诉我的。由于战争的缘故，家族生意曾一度终止。抗战胜利后我父亲到南京金陵大学找他四哥，准备温习功课报考大学。但由于战争连年，加上货币不断贬值，战后的家产还不及抗战前的十分之一，像我祖上这种所谓的民族资本家，没有任何官僚背景，在当时的中国，最终破产是必然的。我祖父也无力供我父亲继续求学，这时刘士豪教授为我父亲写了一封推荐信给当时的"南京中央卫生实验院"负责人，让其报考医学检验高级班。我父亲日后在国内医学检验界小有成就，与当年刘士豪教授的推荐不无关系。

　　我祖上属于典型的家族式商号，子女要接管商号必须从学徒做起。我祖父就是这类人。而刘士豪教授确有读书的天赋，我曾祖父看中了他的这一优

点，愿倾其所有供他读书。这就有了后来这样一句话：从此在武昌的木材商号里少了一个掌柜，而在日后在中国医学界却多了一位大家。

管汉屏教授1939年毕业于北京协和医学院，留学美国获医学博士学位。曾任武汉协和医院外科主任，胸外科专家，心血管研究所首任所长。他对刘士豪教授的评价是：博学、严谨，称刘士豪为老师，把他看作一生中最敬佩的人之一。管教授的儿子是我童年好友，连他都知道刘士豪教授，说他父亲在跟他聊天，回忆往事时，经常会提到刘士豪，可见刘士豪教授在他脑海中的印象之深刻。前年管教授的儿子从美国回来探亲，我和他一起到病房探望管教授时，他再次提到刘士豪教授，连说："天才，天才！"对他的过早去世感到遗憾，是中国医学界的重大损失。

高浴教授，原北京医院中央保健专家组副组长。1960年调到武汉协和医院，曾任心血管内科主任。与刘士豪教授在北京医院曾共事过一段时间。20世纪70年代我还在外地工作，高浴教授带领巡回医疗队到过我们单位。当他得知我是刘士豪教授的亲属时，连连称赞刘士豪教授的学术成就，说与他共事受益匪浅。

台湾著名作家李敖也曾在他的自传中写道："京城名医刘士豪……"

岁月如梭，刘士豪教授终为历史所铭记……

刘士豪教授铜像记

中国医学科学院　北京协和医学院　北京协和医院　李乃适

　　法国著名雕塑家弗朗索瓦·奥古斯特·罗丹曾经说："一件好作品，等于一篇传记。"雕塑家就是用青铜和石头做出了一部部"无字的传记"。在我院刘士豪教授诞辰 110 周年之际，由中国美术馆裴建国先生所制作的刘士豪铜像已于 2010 年 6 月落成并由我院赵玉沛院长和鲁重美书记正式为铜像揭幕。

　　刘士豪教授作为北京协和医学院第二届毕业生中的第一名，获得博士学位的同时也获得了最高奖——"文海奖"。他是第一个选择协和内科的协和毕业生，也是第一个晋升教授的协和毕业生，其临床和科研能力令人惊叹。他最著名的学术论著是 1942 年发表于《Science》的论文，提出了"肾性骨营养不良"的疾病命名并证实了双氢速变固醇的显著疗效。他曾长期兼任协和医学院生物化学系系主任和北京同仁医院院长，于 1958 年起开始创建北京协和医院内分泌科。他在基础医学与临床医学两方面的学术造诣均非常深入，长期致力于将基础医学的成果应用于临床，是我国事实上的转化医学的先驱。

　　作为学术大师，刘士豪教授在老一辈协和人中有着独特的地位。温文尔雅，学识渊博，循循善诱而又高瞻远瞩，一尊胸像要想体现刘士豪教授的这些丰富内涵几乎是一种奢望。然而，现在陈列于卫生部内分泌重点实验室的这座刘士豪铜像，唤起了诸多老教授对他的美好回忆，让新一代的协和人萌生仰慕之心……

　　铜像栩栩如生。梳得整整齐齐的头发和西装领带的正式穿着令人想起老协和对仪表的重视，微微上翘的嘴唇令人感受到刘士豪教授的特有神态，而眼镜后深邃的眼神不仅体现出他的儒雅作风，也体现出一个老一代知识分子的孜孜不倦的学术追求……简约的形象刻画出了大师的底蕴，铜的材质产生了恰如其分的凝重，而写实的风格加上强烈的整体感，形神兼备地体现了刘士豪教授的风采。

刘士豪教授铜像的作者裴建国先生，是著名雕塑家刘开渠教授的弟子。刘开渠教授凝重而沉郁的艺术风格也在这座铜像中得到了充分体现。创作的难度是可想而知的：刘士豪教授在1974年作古，雕塑家未曾见过刘教授本人，为此多次造访刘士豪教授之子刘永赓并对雕像数易其稿；留下的照片由于历史和技术的原因，存在种种缺憾，尤其是侧面像仅仅是两张年轻时代的工作照……然而铜像还是如期完成了，为我院的医院文化建设又增添了新的一页。值得大书一笔的是，同刘开渠教授的大家风范一样，裴先生未收取创作费为我院塑造刘士豪铜像的举措永远让我们感动。

刘开渠教授曾说："将金石铸成时代书。"刘士豪铜像的诞生正是这句名言的实践。愿刘士豪教授引领的勇于探索的时代精神永远激励着协和人不断进取，续写辉煌！

七律　纪念刘士豪教授诞辰110周年

李乃适

百年转瞬拯金瓯，东渐西学遍九州。

荜路当年穷皓首，杏林今日叹绸缪。

骨病命名拓荒域，胰瘤研辨建新猷。

高山仰止乎天下，百世流芳古韵幽。

《纪念刘士豪教授诞辰110周年》
纪录片解说词

李乃适

白云黄鹤，高山流水……

1900年12月24日，刘士豪就诞生在湖北武昌的一个普通人家。父亲刘润轩，是一个经济困难的木材商，刘士豪是这个家庭的第五个儿子。

拮据的生活使得刘润轩不得不将四个儿子一个个都送上了学徒的道路，但是对于聪明伶俐的幼子，他犹豫了。最终他选择了变卖家产送刘士豪读书的道路。这一决定，让武汉少了一个学徒，却让中国的现代医学界多了一个举世闻名的奇才。

这里是文华中学，一所百年老校。而在1913年，这还是一所教会学校，称为文华大学校中学部。刘士豪不负老父殷切期望，用四年的时间学完了6年的课程。然而，就在他的中学阶段，母亲却染上重病，治疗数年方愈，其间走了诸多弯路，举家负债度日。而这一事件促使少年刘士豪最终踏上了学医之路。

湘江北去。

刘士豪逆湘江而上，南下长沙，进入湘雅医学院预科就读。

层峦叠翠的岳麓山，风景如画的橘子洲，对他来说都远远不如湘雅的几间校舍。

只有岳麓书院走出的诸多先贤，激励着他不断追求新知，渴望早日报效祖国，报效人民。

两年以后，刘士豪怀着理想，转入新建的北京协和医学院。

这是一所正在兴建的医学院。

这是一所全美医学界共同瞩目的试验田。

这是一所给刘士豪带来幸福憧憬的医学圣殿。

"建设一所不亚于欧美的医学院"。

一批著名的学者型医生带着对这一目标的追求，在实力强大的洛克菲勒基金会的支持下，不仅带来了装备良好的教学医院和实验室，而且带来了北美医学管理与教育的新模式和先进的科研思想。高标准、高起点、高水平，创建之初的协和既是医学生的炼狱，也意味着医学大师将从这里诞生。

在协和的医学生中间，刘士豪可算是极为特殊的。在这西装领带是常规之处，刘士豪却是一袭棉袍。然而更为醒目之处是他的刻苦。几乎所有的节假日，他都在图书馆度过；再加上不善交际的性格，刘士豪获得了"书呆子"的绰号。天赋异秉而又孜孜不倦，刘士豪不仅在各种考试中均名列前茅，而且在课堂讨论中常常提出独到见解，使老师和同学对这个身着棉袍的年轻人刮目相看。

原协和解剖系主任考德里于 1925 年在《Science》杂志上著文指出：在北京协和医学院的建设过程中，教员非常强调对研究的鼓励，尤其是对远东特有问题的研究。

而刘士豪就在这一氛围中脱颖而出了。

在协和医学院的最后一学年，刘士豪根据自己的临床观察和实验，写出了《鱼肝油对搐搦症钙磷代谢的影响》，发表于《中华医学杂志》。这是他涉足内分泌的开端，也是他科研能力的初露峥嵘。

近乎残酷的淘汰制使得第二届协和医学生只有 5 人毕业，而刘士豪不仅顺利毕业获得纽约州立大学的博士学位，而且以全班总成绩第一名获得了最高荣誉"文海奖"。

住院医师、总住院医师、主治医师，淘汰制在继续，而刘士豪则通过艰苦的努力通过了这一道道关卡。1928 年，他远赴大洋彼岸的洛克菲勒研究所，在著名生物化学家范斯莱克指导下研究代谢性疾病和血液气体分析技术，和同事们一起建立了一种用一份血标本同时测定 pH 值、一氧化碳含量和二氧化碳张力的方法，为研究血液酸碱平衡提供了一种新的手段。在生物化学顶级研究氛围的熏陶下，两年的学习使刘士豪的生物化学基础理论与实验技术都达到了一个新的高度。

1931年，刘士豪学成归国。在内科教授亨那恩的指导下，刘士豪在新成立的代谢病房里开始了有关骨软化症患者钙磷代谢的系列研究。正是这一系列研究，使他在1941年就成为第一个协和毕业生出身的协和教授，也使他从此在世界内分泌学史上牢牢地占据一席之地。美国内分泌学家帕菲特教授说："多年以来（指20世纪三四十年代），北京协和医院的论文为当时的世界构建起了人类维生素D缺乏症及其治疗的知识大厦。"

20世纪30年代的北京协和医学院，经过十年的积累，已经是蜚声中外，被视为远东最好的医学院，也是自弗莱克斯勒报告以后能够达到欧美一流标准的新式医学院。北京协和医院的代谢病房，正是缘起于医学教育改革的重点学校哈佛医学院附属麻省总医院。曾经的第四病房，现在已经成为临床药理中心，为哈佛的内分泌领域研究提供了先进的研究手段。而时任协和生物化学系主任的吴宪，正是毕业于哈佛大学化学系的博士，他在营养学领域的贡献，使我国常见膳食的营养学指标全部细化，为刘士豪的研究工作得以进行提供了有力的保障。而另一位协和元老，妇产科第一任主任马士敦，长期从事骨软化症妇女的流行病学研究，使刘士豪已经认识到这一亟待解决问题的必要性。在前人工作的基础上，刘士豪和他的团队经过艰苦而细致的工作，对中国当时如何预防和治疗骨软化症提出了许多切实可行的方案，其中的大量数据一直被外国同行引用。

众多的骨软化症患者，各异的临床表现，引起了刘士豪的思考，使他对骨软化症的理解越来越深刻。1941年，在深思熟虑的基础上，刘士豪和朱宪彝向《Science》杂志投稿提出"肾性骨营养不良"的独创性的疾病命名，并且指出对这类患者使用双氢速变固醇有着非常显著的效果。而尤其难能可贵的是，他们对发病机制进行了预测，在30年以后维生素D代谢机理被阐明时，大家发现，事实与刘士豪的思路基本一致。

1935年，刘士豪在代谢病房精心诊治了一位胰岛素瘤的患者，这是中国第一例胰岛素瘤，且经手术证实并完全痊愈。其时距国际上发现第一例手术证实的胰岛素瘤仅仅6年时间。

1938 年，刘士豪再次出国深造。在英国伦敦的米德尔塞克斯医院的考陶尔德生物化学研究所，刘士豪师从著名学者 D. 查尔斯，系统进行了动物实验的学习，用孕马血清提取物刺激去垂体实验大鼠，观察大鼠睾丸的变化，从此开内分泌实验动物研究之先河。

太平洋战争的爆发结束了北京协和医院的黄金时代。日军占领了协和，刘士豪不但被赶出了医院，而且住房也被霸占了。刘士豪只能放弃他的研究，在南小街的一条胡同里开业行医。

二战结束，刘士豪又开始憧憬重新开始进行医学研究。他应邀担任了同仁医院的内科主任和北平陆军医院的特邀医生，在协和复校以后又兼任协和内科医生。

1948 年，当辽沈战役和淮海战役相继结束之时，许多知名人士都接到了国外的重金聘请，刘士豪也不例外。然而，他坚决留在国内，要为中国的医学事业贡献全部的力量。也就是这一年，刘士豪出任同仁医院院长，迎接新中国的成立。1951 年，在政府接管协和以后，刘士豪出任协和生化系主任。

身兼数职，刘士豪在新时代充分发挥着领导者的作用。刘士豪在生化系进行的研究，使多种激素可以得到测定，内分泌学从一个定性的学科逐渐地向一个定量的学科转化。而对于同仁医院和协和医院的大量临床工作，他也是乐此不疲。这一阶段，刘士豪还写出了一部影响深远的著作《生物化学和临床医学的联系》，被视为基础与临床相结合的典范，一时间成为京城各大医院内科大夫的"口袋书"。

到 1958 年，刘士豪卸去同仁医院院长和协和生化系主任，集中全力建立我国第一个真正意义上的内分泌专科——北京协和医院内分泌科。在"大跃进"、拔"白旗"、自然灾害的种种干扰下，刘士豪教授不屈不挠地带领内分泌科艰难前行。到 1962 年，北京协和医院内分泌科已经发展成为拥有实验室和多个研究组的全面发展的专科，并开办了内分泌高级研修班，对培养全国的内分泌骨干人才发挥了重要作用，著名内分泌学家伍汉文、时钟孚、潘长玉等均在这一阶段曾得到刘士豪教授指导。这一阶段科研的最突出成果为胰岛素放射免疫测定法的建立。在美国科学家耶洛等于1960年率先发明了放射免疫测定法并精确测定胰岛素水平以后，刘士豪立即意识到这一方法将对内分泌学产生革命性的影响，大多数激素将可能得到精确测定，内分泌疾病的诊断和治疗将进入一个新的阶段。于是，刘士豪立即着手重点攻关这一项目，于1965年终获成功。同一时期，刘士豪领导了首钢的糖尿病人群研究，积累了大量资料。

然而，"文化大革命"的到来使刘士豪的研究再度终止。作为美帝学校培养的白专典型，刘士豪逃脱不了成为阶级敌人的厄运。关牛棚，带高帽，打扫厕所……无一幸免。然而刘士豪只要有一点可能，就设法替病人解决问题，直至他生命的最后一刻……

1978年，刘士豪平反。

1985年，有关刘士豪的结论再次被修正，刘士豪教授终于被恢复了名誉。

刘士豪教授作为我国的内分泌学奠基人，半生坎坷，精神长存……

刘士豪教授创建的北京协和医院内分泌科，于1988年成为卫生部内分泌重点实验室。

刘士豪教授曾经领导的北京协和医学院生物化学系，1991年成为国家分子生物学重点实验室。

刘士豪教授开创的骨代谢研究，在半个多世纪以后被协和人继承发扬……

刘士豪教授开创的垂体和性腺研究，在九十年代已经屡次获奖……

刘士豪教授未完成的首钢糖尿病人群研究，在八十年代促成了池芝盛教授领导的酒仙桥研究和潘孝仁教授领导的大庆研究……

刘士豪教授报道我国首例的胰岛素瘤研究，现在已经成为内分泌科、胰腺外科、消化内科、放射科、病理科等研究的重点……

云山苍苍，江水泱泱。先生之风，山高水长……